Onderzoek en behandeling van de voet

Orthopedische casuïstiek

Onderzoek en behandeling van de voet

Redactie:
Koos van Nugteren
Dos Winkel

Met bijdragen van:
Patty Joldersma
Marc Martens
Irma Pelgrim

Bohn Stafleu van Loghum
Houten 2009

© 2009 Bohn Stafleu van Loghum, onderdeel van Springer Uitgeverij
Alle rechten voorbehouden. Niets uit deze uitgave mag worden verveelvoudigd, opgeslagen in een geautomatiseerd gegevensbestand, of openbaar gemaakt, in enige vorm of op enige wijze, hetzij elektronisch, mechanisch, door fotokopieën of opnamen, hetzij op enige andere manier, zonder voorafgaande schriftelijke toestemming van de uitgever.

Voor zover het maken van kopieën uit deze uitgave is toegestaan op grond van artikel 16b Auteurswet 1912 j° het Besluit van 20 juni 1974, Stb. 351, zoals gewijzigd bij het Besluit van 23 augustus 1985, Stb. 471 en artikel 17 Auteurswet 1912, dient men de daarvoor wettelijk verschuldigde vergoedingen te voldoen aan de Stichting Reprorecht (Postbus 3051, 2130 KB Hoofddorp). Voor het overnemen van (een) gedeelte(n) uit deze uitgave in bloemlezingen, readers en andere compilatiewerken (artikel 16 Auteurswet 1912) dient men zich tot de uitgever te wenden.

Samensteller(s) en uitgever zijn zich volledig bewust van hun taak een betrouwbare uitgave te verzorgen. Niettemin kunnen zij geen aansprakelijkheid aanvaarden voor drukfouten en andere onjuistheden die eventueel in deze uitgave voorkomen.

ISBN 9789031375837
NUR 894

Ontwerp omslag: A-graphics, Anita Amptmeijer, Apeldoorn
Ontwerp binnenwerk: TEFF (www.teff.nl)
Automatische opmaak: Pre Press, Zeist

Bohn Stafleu van Loghum
Het Spoor 2
Postbus 246
3990 GA Houten

www.bsl.nl

Inhoud

	Lijst van auteurs	1
	Inleiding	3
	Koos van Nugteren	
	Functie van de voetgewrichten	3
	Anatomie	4
	Vormafwijkingen van de voet	8
	Literatuur	19
1	**Sinds drie weken bestaande pijn aan beide achillespezen bij een 61-jarige prednisongebruiker**	**21**
	Koos van Nugteren	
	Inspectie	22
	Palpatie	22
	Functieonderzoek	22
	Therapie	23
	Literatuur	26
1a	**Addendum: de achillespeesruptuur**	**27**
	Koos van Nugteren	
	Inleiding en etiologie	27
	Symptomatologie	29
	Therapie	30
	Factoren die de genezing na een achillespeesruptuur nadelig kunnen beïnvloeden	32
	Prognose	33
	Conservatief versus operatief behandelen	33
	Open operatie versus percutane techniek	34

		Langdurig postoperatief immobiliseren versus vroege functionele mobilisatie	35
		Literatuur	37
2		**Pijn aan de achillespees bij een 22-jarige volleybalster**	**41**
		Koos van Nugteren	
		Inspectie	41
		Algemene palpatie	41
		Functieonderzoek	41
		Specifieke palpatie	41
		Therapie	42
2a		**Addendum: achillespeestendinose: de meest recente inzichten**	**45**
		Koos van Nugteren	
		Etiologie	45
		Classificatie	47
		Literatuur	49
3		**Ruim een jaar bestaande hielpijn bij een 32-jarige langeafstandloper**	**51**
		Marc Martens	
		Inspectie	52
		Palpatie	52
		Functieonderzoek	52
		Aanvullend onderzoek	53
		Therapie	53
		Literatuur	54
4		**Pijn in voeten en knieën bij een 10-jarige voetbalster**	**55**
		Koos van Nugteren	
		Inspectie	55
		Algemene palpatie	56
		Functieonderzoek	56
		Specifieke palpatie	57
		Therapie	59

5	**Hielpijn bij een 21-jarige jongen, acuut ontstaan na een sprong** *Koos van Nugteren*	**63**
	Algemene inspectie en palpatie	63
	Functieonderzoek	64
	Specifieke palpatie	64
	Therapie	64
6	**Geleidelijk ontstane pijn onder de hiel bij een 84-jarige sportieve wandelaar** *Koos van Nugteren*	**67**
	Algemene palpatie	67
	Inspectie	67
	Functieonderzoek	68
	Specifieke palpatie	68
	Therapie	68
7	**Pijn onder beide hielen bij een 26-jarige medewerker in de thuiszorg** *Irma Pelgrim*	**71**
	Algemene palpatie	71
	Inspectie	71
	Specifieke palpatie	71
	Functieonderzoek	71
	Therapie	72
	Literatuur	75
7a	**Addendum: de fasciosis plantaris en het plantaire hielspoor: een gevolg van tractie of compressie?** *Koos van Nugteren*	**77**
	Anatomie	77
	Functie	77
	Etiologie	79
	Hielkussen	81
	Conclusie	84
8	**Een 27-jarige langeafstandloopster met chronische hielpijn die plotseling verergerde** *Dos Winkel*	**85**
	Inspectie	85
	Algemene palpatie	86

	Functieonderzoek	86
	Specifieke palpatie	86
	Aanvullend onderzoek	86
	Therapie	86
	Literatuur	89

9 Pijn en doofheid aan de mediale zijde van de voet bij een 46-jarige schilder, ontstaan enkele weken na een zweepslag   **91**
Koos van Nugteren en Patty Joldersma

Inspectie	91
Algemene palpatie	92
Functieonderzoek	92
Specifieke palpatie	92
Therapie	93

9a Addendum: het tarsaletunnelsyndroom   **95**
Patty Joldersma

Anatomie	96
Incidentie	97
Risicosporten	97
Predisponerende factoren	98
Etiologie	98
Symptomatologie	101
Functieonderzoek	102
Aanvullend onderzoek	104
Therapie	105
Literatuur	107

10 Een frequent recidiverende enkeldistorsie veroorzaakt mediale voetpijn bij een 16-jarige voetbalster   **109**
Koos van Nugteren

Inspectie	109
Algemene palpatie	109
Functieonderzoek	110
Specifieke palpatie	110
Aanvullend onderzoek	111
Therapie	112
Literatuur	112

10a	**Addendum: het inversie-varustrauma** *Dos Winkel en Koos van Nugteren*	**115**
	Gradaties	115
	Symptomatologie	116
	Complicaties	117
	Diagnose	119
	Therapie	119
	Literatuur	121
11	**Traumatisch ontstane pijn en zwelling van de grote teen bij een 15-jarige voetballer** *Koos van Nugteren*	**123**
	Inspectie en algemene palpatie	123
	Functieonderzoek	123
	Specifieke palpatie	124
	Therapie	125
11a	**Addendum: de ossa sesamoidea van de voet** *Koos van Nugteren*	**127**
	Ossa sesamoidea	127
	Anatomie en functie	127
	Pathologie	129
	Anatomische variaties	130

Bijlage I — 133
Functieonderzoek van de voet — 133

Bijlage II — 136
Stabiliteitstests van de voet — 136

Bijlage III — 139
Capsulaire patronen — 139

Bijlage IV — 141
Ossificatiecentra van de voet: tijdstip van verschijnen en fusie — 141
Literatuur — 142

Bijlage V — 143
Ottawa Ankle Rules — 143

Bijlage VI — 145
Excentrische spierversterking van de kuitspieren — 145

Bijlage VII	**149**
Dermatomen en innervatie	149
Verwijzingen naar eerder verschenen *Orthopedische Casuïstiek*	**153**
Register	**155**

Lijst van auteurs

Dos Winkel, orthopedisch fysiotherapeut. Oprichter van de International Academy of Orthopaedic Medicine, waarvan hij van 1978 tot maart 2005 president was.

Koos van Nugteren, fysiotherapeut in een particuliere praktijk te Nijmegen. Specialisatie: orthopedische aandoeningen.

Patty Joldersma, fitnessinstructeur en studente fysiotherapie aan de Hogeschool Utrecht.

Irma Pelgrim, geriatriefysiotherapeut in een particuliere praktijk te Nijmegen.

Prof. dr. Marc Martens, orthopedisch chirurg, verbonden aan het Universitair Ziekenhuis te Antwerpen en de Eeuwfeestkliniek te Antwerpen.

Inleiding

Koos van Nugteren

Toen in de loop van de evolutie de (aap)mens op twee benen ging staan, veranderde de functie en anatomie van de voet. De grijpfunctie van de voeten om zich in bomen te kunnen voortbewegen verdween volledig; de voet diende voortaan om zich te verplaatsen zonder de handen te gebruiken. De stabiliteit van de voet nam daardoor sterk toe en de mobiliteit van de voetgewrichten nam af. Dit was noodzakelijk om de grote krachten te kunnen opvangen die gepaard gingen met het lopen op twee benen; het volledige lichaamsgewicht moest immers worden gedragen. Enige mobiliteit in de voetgewrichten was nog wel nodig om op oneffen terrein te kunnen lopen. Het enkelgewricht (talocruraal) diende daarbij vooral voor de voortbeweging (dorsaalflexie-plantairflexie). De gewrichten van voetwortel en middenvoet zorgden voor standsverandering van de voet op – in zijwaartse richting – oneffen terrein (pronatie-supinatie) (*figuur 0-1*).

> Inversie of supinatie is het naar binnen keren van de voetzool. Eversie of pronatie is het naar buiten keren van de voetzool. Beide bewegingen komen tot stand door een aantal bewegingen in de afzonderlijke voetgewrichten waardoor de voetbeentjes onderling van positie veranderen.[1]

Functie van de voetgewrichten

Aanpassing van de voet aan – 'zijwaarts' – oneffen terrein werd mogelijk gemaakt door de articulatio subtalaris, talonavicularis en, in mindere mate, de articulatio calcaneocuboideum. Samen met het enkelgewricht maken voorgaande drie gewrichten van de voetwortel het mogelijk om op alle schuine oppervlakken de voet vlak en stabiel neer te zetten. Andere gewrichten van de voetwortel en de gewrichten tussen de mediale ossa metatarsalia zijn vrijwel onbeweeglijk; zij verzorgen vooral de stabiliteit van de voet.[2] De tenen zijn functioneel voor de voortbeweging en voor het evenwicht.

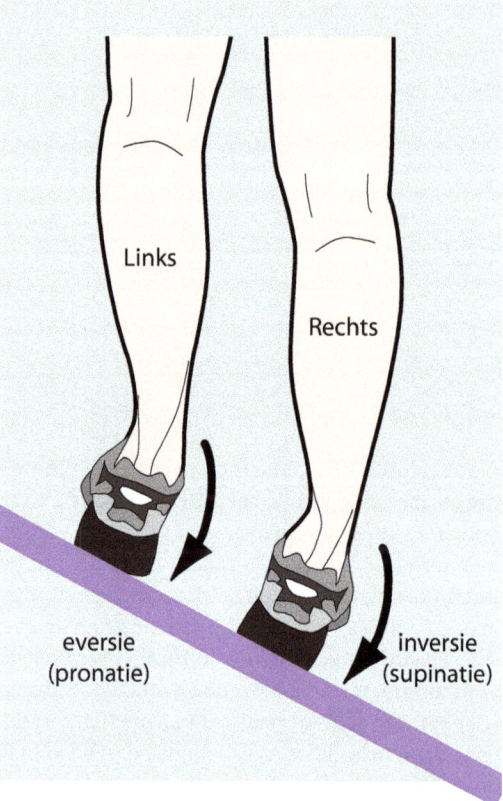

Figuur 0-1
Inversie of supinatie is het naar binnen keren van de voetzool. Eversie of pronatie is het naar buiten keren van de voetzool.

Anatomie

Het enkelgewricht; de articulatio talocruralis

Het enkelgewricht bevindt zich tussen de talus enerzijds en de distale uiteinden van de tibia en fibula anderzijds.[1] Een andere benaming voor het enkelgewricht, de articulatio talocruralis, is het bovenste spronggewricht. De distale uiteinden van tibia en fibula vormen de enkelvork die de eronder gelegen talus omvat.

De bovenkant van de talus is van voor naar achter rond van vorm. Tijdens plantairflexie- en dorsaalflexiebewegingen vormt de talus dan ook de kop van het enkelgewricht. Tijdens dorsaalflexie beweegt de talus achterwaarts ten opzichte van de enkelvork. De relatief brede voorzijde van de talus komt dan strakker in de enkelvork te zitten. De stabiliteit van het enkelgewricht is dan ook het grootst wanneer de voet zich in dorsaalflexie bevindt. De stabiliteit is het minst in de middenstand van het gewricht.

Het enkelgewricht heeft als voornaamste functie het bewegen van de voet in dorsaal-plantairflexierichting.

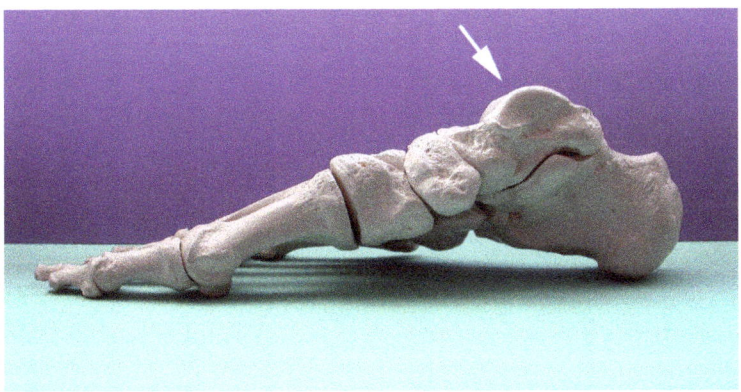

Figuur 0-2
De bovenkant van de talus is van voor naar achter rond van vorm. Tijdens plantairflexie en dorsaalflexie vormt de talus dan ook de kop van het enkelgewricht.

De talus

De talus ligt 'ingevangen' tussen enkelvork, calcaneus en os naviculare en articuleert met al deze botstukken. De talus wordt dan ook voor een groot deel bedekt door hyalien kraakbeen. Aangezien hyaliene kraakbeenoppervlakken geen bloedvaten doorlaten, is de bloedvoorziening van de talus enigszins precair. Fracturen en enkeloperaties leiden soms tot avasculaire necrose en *non-union* van de fractuur. De talus kent geen peesaanhechtingen. Bewegingen worden dus indirect tot stand gebracht via omringende botstructuren.

De articulatio subtalaris en talonaviculare

Grofweg kunnen we stellen dat de talus via de articulatio talonaviculare en de articulatio subtalaris articuleert met de rest van de voet;[2] de calcaneus en het os naviculare draaien samen met de rest van de voet om de talus (*figuur 0-3*). Bewegingen in het talonaviculaire gewricht en het subtalaire gewricht zijn daardoor sterk aan elkaar gekoppeld. Een beweging in het ene gewricht leidt vanzelf tot bewegingen in het andere. Een fusie van het talonaviculaire gewricht elimineert alle subtalaire bewegingen terwijl fusie van het subtalaire gewricht 75% van de talonaviculaire bewegingen elimineert.[2] Een *nauwkeurige* analyse van kleine bewegingsuitslagen toont tamelijk gecompliceerde bewegingen: er is sprake van meerdere bewegingsassen.

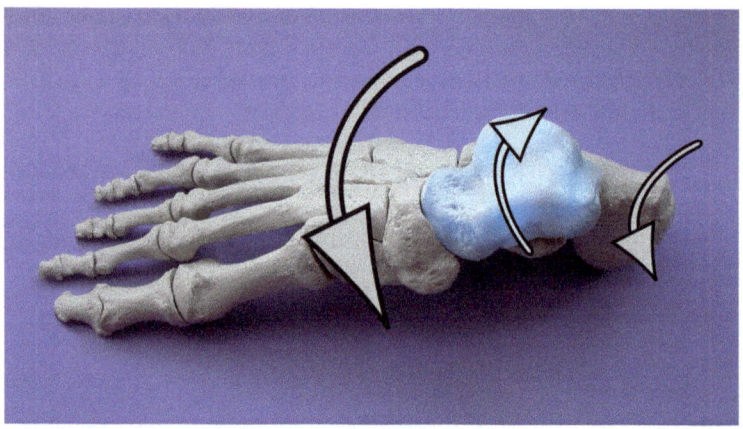

Figuur 0-3
Grofweg kunnen we stellen dat de talus via de articulatio talonaviculare en de articulatio subtalaris articuleert met de rest van de voet. De pijlen tonen een pronatiebeweging (eversie).

Articulatio calcaneocuboidea

Het calcaneocuboïdale gewricht is niet zeer belangrijk voor voetbewegingen. Fusie van dit gewricht laat 67% van de bewegingsmogelijkheid van het talonaviculaire gewricht intact.[2]

Gewrichten tussen het os naviculare en de ossa cuneiformes

Er bestaat weinig bewegingsmogelijkheid tussen het os naviculare en de ossa cuneiformes.

Articulationes tarsometatarseae

De gewrichten tussen de ossa cuneiforme en de metatarsalia zijn zeer rigide. Er is nauwelijks beweging mogelijk. Opponeren van het os metatarsale I is – in tegenstelling tot het os metacarpale I van de hand – niet mogelijk.

De gewrichten tussen het os cuboideum en de vierde en vijfde ossa metatarsalia laten wel enige beweging toe.

De metatarsofalangeale gewrichten

Beweging in de metatarsofalangeale gewrichten is belangrijk voor het goed kunnen lopen.

Interfalangeale gewrichten

Beweging in de interfalangeale gewrichten is weliswaar mogelijk maar speelt geen belangrijke rol bij het lopen. Deze interfalangeale bewegingen betreffen eerder een uit de evolutie overgebleven grijpfunctie die nauwelijks meer wordt gebruikt in het dagelijks leven. Fusie van interfalangeale gewrichten heeft betrekkelijk weinig gevolgen voor een normaal looppatroon.

De kopjes van de ossa metatarsalia

Tijdens de afzet van de voet rust het lichaamsgewicht volledig op de kopjes (de epifysen) van de ossa metatarsalia. Het grootste gewicht wordt gedragen door het kopje van het os metatarsale I. Soms is er een relatief lang os metatarsale II of III; er kan dan gemakkelijk irritatie van dit kopje ontstaan door overbelasting tijdens de afzet van de voet. Bij kinderen is dit risico extra groot omdat er zich een relatief zwakke groeischijf bevindt in ieder kopje van de ossa metatarsalia II tot V. De relatief zwakke groeischijf kan vervormen als overbelasting gedurende lange tijd blijft voortduren (figuur 0-4). Bij kinderen noemen we deze aandoening de ziekte van Köhler II (= ziekte van Freiberg). Bij volwassenen kan irritatie op dezelfde plaats optreden; het gevolg is dan een artritis van het metatarsofalangeale gewricht, al of niet in combinatie met kraakbeenletsel of artrose. Een hallux valgus verhoogt dit risico.

Ligamenten

De stabiliteit van enkel en voet wordt tot stand gebracht door talloze ligamenten. Klinisch van belang zijn vooral de mediale en laterale enkelbanden; deze verzorgen voor een belangrijk deel de stabiliteit van het talocrurale gewricht. Wanneer de fysiologische bewegingsuitslagen van dit gewricht overschreden worden, zoals bij een inversie- of eversietrauma, kan gemakkelijk beschadiging optreden van één of enkele van deze ligamenten.

De mediale enkelband is het ligamentum deltoideum (*figuur 0-5*). Dit ligament bestaat uit vier delen. Van voor naar achter zijn dit:
- pars tibionavicularis;
- pars tibiotalaris anterior;
- pars tibiocalcanea;
- pars tibiotalaris posterior.

De drie laterale enkelbanden zijn:
- ligamentum talofibulare anterius;
- ligamentum calcaneofibulare;
- ligamentum talofibulare posterius.

De stabiliteit van het enkelgewricht is het geringst in de middenstand.[3] Dit komt doordat bovenstaande ligamenten dan iets verslapt zijn en de talus wat speling heeft in de enkelvork. De grootste stabiliteit wordt bereikt als de voet in dorsaalflexie staat; de talus wordt dan stevig in de enkelvork ingeklemd. Dit mechanisme kan worden verstoord door letsel van het ligamentum tibiofibulare anterius inferius (*figuur 0-6*), dat de distale tibia en fibula met elkaar verbindt.

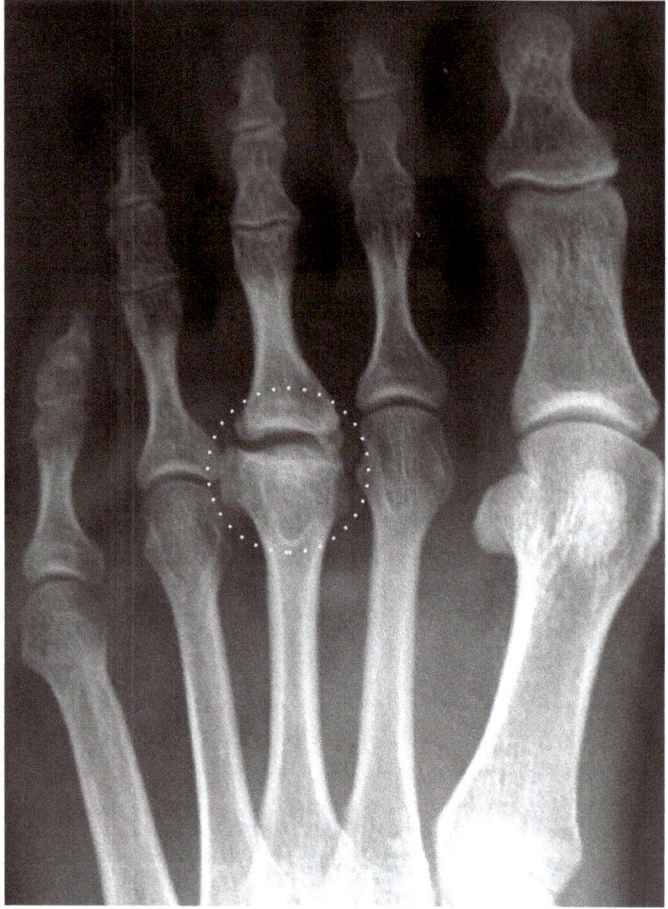

Figuur 0-4
Deze conventionele röntgenfoto toont vervorming van het kopje van het os metatarsale III bij een zeventienjarige tennisspeelster met de ziekte van Köhler II (ziekte van Freiberg).*

Vormafwijkingen van de voet

Platvoet

Ligamentaire oorzaken

Veel jonge kinderen hebben platvoeten als gevolg van ligamentaire laxiteit. Tot een leeftijd van circa zes jaar valt dit binnen de normale anatomische variatie. We noemen dit een flexibele of soepele platvoet. Het kind

---

* *Uitgebreide informatie over dit onderwerp is te vinden in een eerder verschenen boek in de reeks* Orthopedische Casuïstiek: Kinderorthopedie [de kwetsbaarheid van het jeugdige skelet]. *Hoofdstuk 11.*

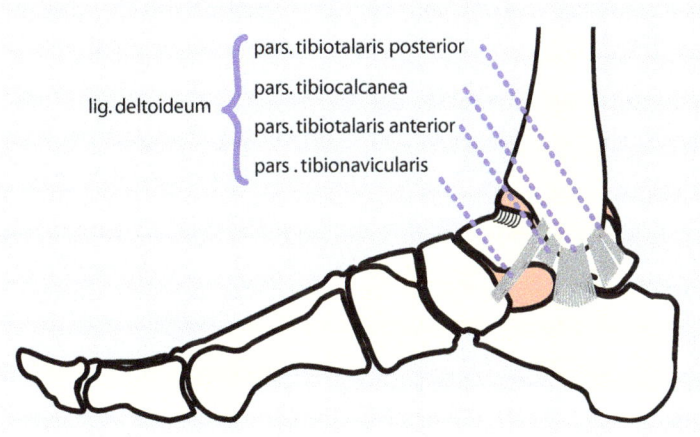

Figuur 0-5
De mediale enkelband: het ligamentum deltoideum.

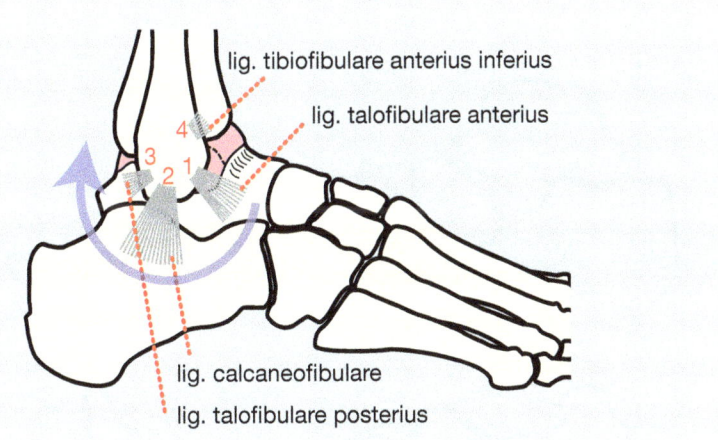

Figuur 0-6
De laterale enkelbanden en het ligamentum tibiofibulare anterius inferius.

heeft er zelf gewoonlijk geen last van, maar vaak komt het in het medische circuit terecht door bezorgdheid van de ouders.

In zeldzame gevallen kan sprake zijn van ligamentaire laxiteit door aangeboren genetische afwijkingen in het bindweefsel zoals het marfansyndroom.

In zeldzamere gevallen wordt de flexibele platvoet veroorzaakt door spierzwakte van musculatuur die het lengtegewelf van de voet ondersteunt. In het bijzonder patiënten met een centrale of perifere neurologi-

Musculaire oorzaken

sche aandoening met verlammingen lopen verhoogd risico op het krijgen van een platvoet.

Bevindingen Het lengtegewelf van de voet is ingezakt. We kunnen de hoogte van het lengtegewelf meten met behulp van de navicular-drop-test. Hierbij wordt de hoogte van de tuberositas ossis navicularis ten opzichte van de grond gemeten in stand en in zit.

Het lengtegewelf van een *flexibele* platvoet wordt zichtbaar (en meetbaar) als de voet niet belast wordt, zoals bij het zitten op een stoel. Als daarbij de grote teen passief wordt gestrekt, dan wordt het lengtegewelf nog hoger. Dit komt doordat de aponeurosis plantaris bij het strekken van de grote teen wordt gespannen (*figuur 0-7*). We noemen dit het windlass-mechanisme. Dit fenomeen treedt ook op in tenenstand (*figuur 0-11*).

In geval van een *regide* platvoet zijn deze bevindingen niet van toepassing; de platvoet blijft tijdens het tests aanwezig.

Bij een flexibele platvoet is de mobiliteit van het onderste spronggewricht normaal en de achillespees is meestal normaal van lengte. Deze bevindingen onderscheiden de 'aandoening' van de rigide of stugge platvoet.

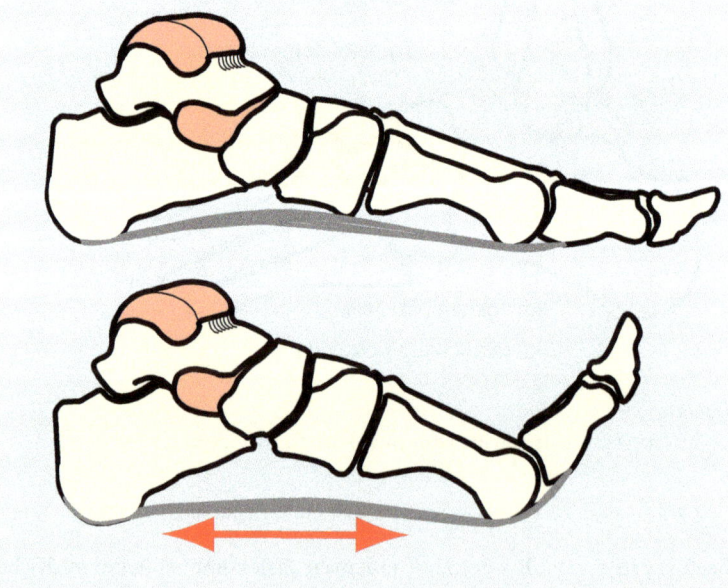

Figuur 0-7
Bij extensie van de grote teen wordt de aponeurosis plantaris gespannen. Het voetgewelf wordt daardoor hoger.

Valgusknieën

Jonge kinderen (twee tot vier jaar) hebben heel vaak nog valgusknieën. Hierdoor komt het kind automatisch meer op de binnenzijde van de voet te staan. Een dergelijke 'schijnbare platvoet' hoort bij de leeftijd en lost zich op als de valgusstand in de knieën verdwijnt.

Een flexibele platvoet is röntgenologisch in beeld te brengen door een belaste voor-achterwaartse en een laterale opname te maken. De voor-achterwaartse foto toont een 'abductie' van de voorvoet ten opzichte van de talus. De laterale opname toont het doorzakken van de voetwortel. Daarbij wordt een vergrote TFMTA-hoek* gevonden; dit is de hoek tussen de twee lijnen waarvan de ene door het eerste os metatarsale wordt getrokken en de andere door de lengterichting van de talus (*figuur 0-8*).

Beeldvorming

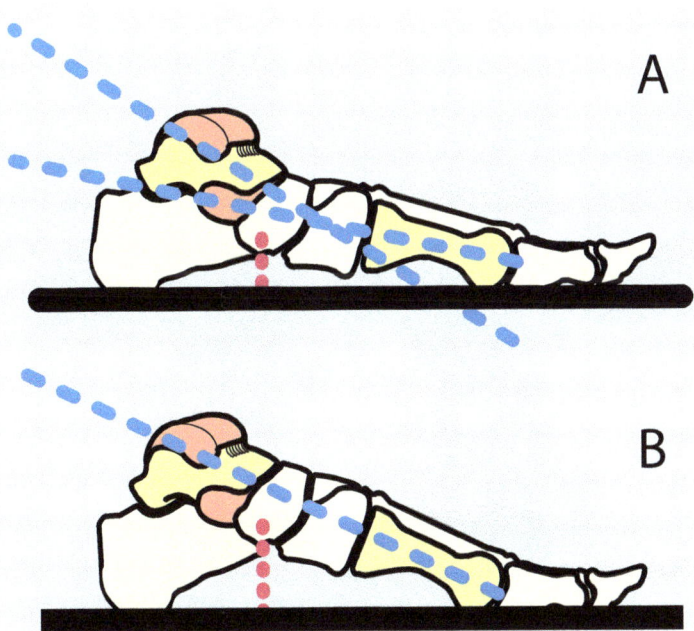

Figuur 0-8
De TFMTA-hoek: dit is de hoek tussen twee blauwe stippellijnen, waarvan de ene door het eerste os metatarsale wordt getrokken en de andere door de lengterichting van de talus.
A: er is sprake van een platvoet.
B: de twee blauwe stippellijnen vallen samen; er is geen sprake van een platvoet.
De rode stippellijnen tonen de hoogte van de tuberositas ossis navicularis. Deze kan worden gemeten met behulp van de navicular-drop-test.

---

* TFMTA = *talus-first metatarsal angle*.

Therapie Alleen als flexibele platvoeten klachten veroorzaken, is therapie nodig. De behandeling bestaat dan uit:
- Een steunzool of aangepaste schoen die ervoor zorgt dat het lengtegewelf ondersteund wordt. Een podotherapeut en/of orthopedisch schoenmaker hebben hier vaak een toegevoegde waarde.
- Bij eventuele verkorting van de kuitspieren kan men rekoefeningen voorschrijven.
- Spierversterkende oefeningen van musculatuur die het lengtegewelf ondersteunt. Van speciaal belang zijn de m. tibialis posterior en de m. peroneus longus; samen vormen zij een soort stijgbeugel die het lengtegewelf omhoog trekt.
- Alleen in zeer zeldzame therapieresistente gevallen kan men kiezen voor een operatie.

Nota bene: bij kinderen die *eenzijdig* een platvoet hebben, is het verstandig nader onderzoek te laten doen. Dit geldt ook voor kinderen met een relatief snel toenemende standafwijking van de voet.

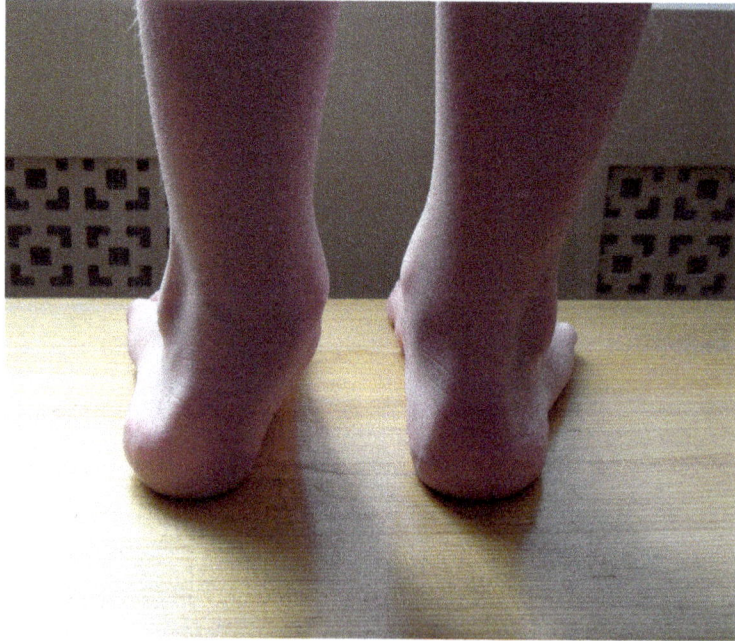

Figuur 0-9
Bij kinderen die eenzijdig een platvoet hebben, is het verstandig nader onderzoek te laten doen.

Tudor e.a. (2009) verdeelden 218 kinderen (11 tot 15 jaar) met platvoeten in vier groepen, afhankelijk van de hoogte van de voetboog.[4] Vervolgens lieten zij hen 17 motorische vaardigheden uitvoeren zoals springen, evenwicht, op de tenen staan en dergelijke. Zij vergeleken de *prestaties* van de kinderen met de *hoogte* van de voetboog die zij hadden. Er werd geen significant verschil gevonden tussen de hoogte van de voetboog en de prestaties bij de 17 motorische vaardigheden. Kinderen met ernstige platvoeten scoorden even goed als kinderen met de hoogste voetboog. De standaardmaatregel om kinderen met platvoeten inlegzolen te geven om hun atletische prestaties te verbeteren, zoals traditioneel door velen wordt geadviseerd, is dus op zijn minst dubieus en misschien zelfs onjuist.[5]

Rigide platvoet door tarsale vergroeiing

Een rigide platvoet is niet corrigeerbaar. Diverse oorzaken kunnen een rigide platvoet veroorzaken. Een van de belangrijkste is het vergroeien van twee tarsale botstukken tot één groter botstuk. Dergelijke tarsale 'coalities' komen voor bij circa 1% van de bevolking maar leiden niet altijd tot klachten.[2] Tarsale coalities kunnen aangeboren zijn of verworven. Aangeboren afwijkingen zijn in ongeveer de helft van de gevallen beiderzijds aanwezig. Verworven afwijkingen kunnen onder andere ontstaan door reumatoïde artritis of door ernstig gewrichtsletsel na een trauma.

Klachten beginnen meestal in de vroege adolescentie, vermoedelijk omdat alle groeischijven dan zijn geossificeerd en de voet dan vaak onderhevig is aan grote belastingen. De klachten worden vermoedelijk veroorzaakt door abnormale bewegingen in voetgewrichten die nog wel beweging toelaten.[2] Hierdoor kan gemakkelijk overbelasting ontstaan. **Symptomatologie**

Bij onderzoek vinden we – in tegenstelling tot bij een flexibele platvoet – een rigide onderste spronggewricht.

De gouden standaard voor het diagnosticeren van een tarsale coalitie is een CT-scan. **Beeldvorming**

Een rigide platvoet hoeft net als een flexibele platvoet alleen behandeld te worden als deze klachten veroorzaakt. **Therapie**

Behandeling bestaat uit ondersteuning van het lengtegewelf door middel van een steunzool. Als langdurig conservatief beleid niet helpt, kan geopereerd worden.

Holvoet (pes cavus)

De holvoet wordt gekenmerkt door een varusstand van de calcaneus en een abnormaal hoog lengtegewelf. De op de grond staande voorvoet staat ten opzichte van de calcaneus in een gefixeerde pronatiepositie; het eerste os

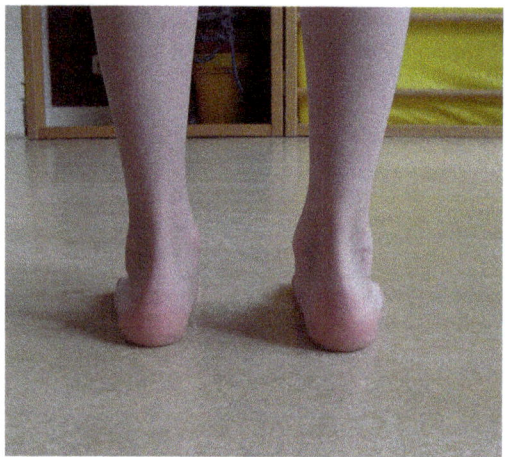
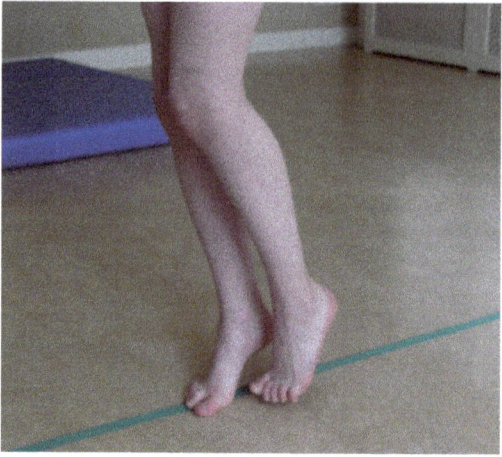

Figuur 0-10 en 0-11
Voorbeeld van een flexibele platvoet; in tenenstand wordt het lengtegewelf van de voet weer zichtbaar.

metatarsale staat daarbij in plantairflexie. Het is een rigide, niet corrigeerbare stand.

De mogelijke oorzaken zijn zeer divers. Vaak is er sprake van tarsale coalities (vergroeiingen). De oorzaak kan ook neurologisch zijn. Holvoeten worden vaak gezien bij personen met ernstige perifere of centrale neurologische aandoeningen. Een neuromusculaire verstoring van de aansturing van de voetgewrichten kan op lange termijn ernstige vormafwijkingen van de voet veroorzaken.

Twee lokalisaties Een holvoet kan in principe vanuit twee lokalisaties worden veroorzaakt:[2]
1 Vanuit de voorvoet: de voorvoet staat gefixeerd in een pronatiestand en de eerste straal staat in een plantairflexiestand; hierdoor raakt (tijdens lopen en staan) het kopje van het eerste os metatarsale te vroeg de grond en blokkeert hiermee een natuurlijke eversie van de calcaneus.
2 Vanuit de calcaneus (*figuur 0-13*): de calcaneus is niet in staat een eversiebeweging te maken tijdens het belasten van de voet, bijvoorbeeld ten gevolge van een vergroeiing met de talus. Er zijn dan geen bewegingen mogelijk in het onderste spronggewricht. Bij het neerkomen van de voet blijft de calcaneus dus in varuspositie. De patiënt zal voornamelijk steunen op de laterale zijde van de voet en het kopje van het os metatarsale I raakt niet of slechts zachtjes de grond. Het eerste os metatarsale moet daartoe een plantairflexie maken.

Een holvoet is slecht in staat om schokken op te vangen. Iemand met een holvoet loopt onder andere hierdoor verhoogd risico op het krijgen van blessures of slijtage. Beschreven worden diverse aandoeningen die personen met een holvoet relatief gemakkelijk kunnen krijgen:[2]
– Instabiliteit in de niet-rigide gewrichten van de voet.

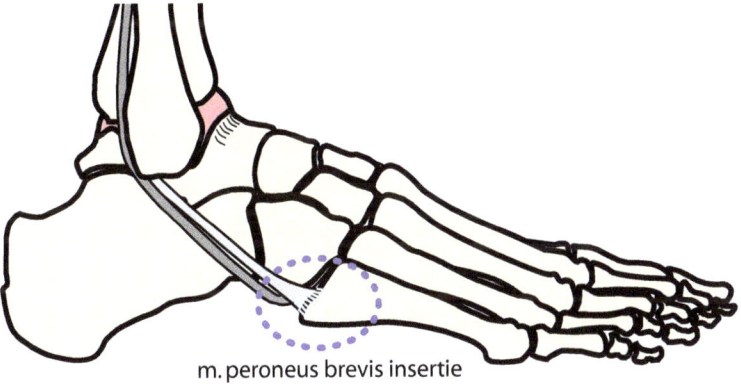
m. peroneus brevis insertie

Figuur 0-12
Iemand met een holvoet loopt verhoogd risico op letsels van de pees of de insertie van de m. peroneus brevis en/of longus. Deze illustratie toont de insertie van de m. peroneus brevis aan de basis van het os metatarsale V. De pees van de m. peroneus longus verloopt onder de voet en insereert aan de plantaire zijde van het os cuneiforme mediale en het os metatarsale I.

– Artrose van de enkel.
– Letsel van de pees of de insertie van de m. peroneus brevis. De m. peroneus brevis moet namelijk krachtiger contraheren om nog enige eversie van de voet te bewerkstelligen (*figuur 0-12*).
– Letsel van de pees of de insertie van de m. peroneus longus. Krachtige aanspanning van de m. peroneus longus kan – door zijn insertie aan de plantaire zijde van het os metatarsale I – het os metatarsale I in plantairflexie brengen zodat ook de mediale zijde van de voet en de grote teen de grond kunnen raken (*figuur 0-12*).
– Stressfracturen aan de laterale zijde van de voet of zelfs in de tibia.
– Letsel van de ossa sesamoidea onder het kopje van het os metatarsale I (*zie hoofdstuk 12a*). Dit geldt voor de holvoet die veroorzaakt wordt vanuit de voorvoet; de mediale voorvoet raakt steeds te vroeg de grond.
– Klauwtenen.
– Fasciitis plantaris.
– Tractus iliotibialis frictiesyndroom van de knie. Dit komt vooral doordat de knie in een varuspositie wordt gedwongen.
– Artrose van het mediale gewrichtscompartiment van de knie (door hoge compressiekrachten).
– Tarsaletunnelsyndroom.

Therapie

Niet altijd is sprake van een symptomatische holvoet. Er hoeft dus ook niet altijd ingrijpend te worden behandeld. Een speciaal vervaardigd inlegzooltje is meestal voldoende.
De behandeling is afhankelijk van het type holvoet.

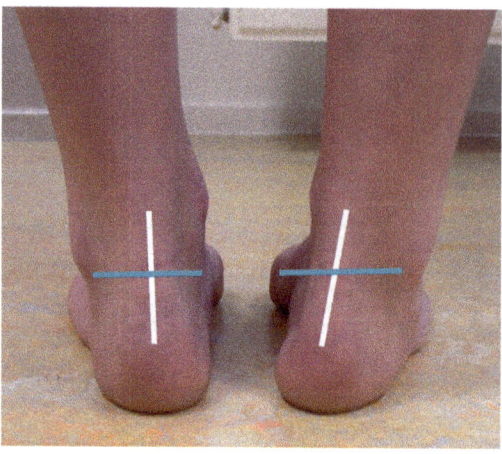

Figuur 0-13
Holvoet rechts: de calcaneus staat gefixeerd in een varusstand (witte lijn). De voorvoet (blauwe lijn) moet sterker proneren om de mediale zijde van de voorvoet de grond te laten raken. Bij deze (klachtenvrije) 24-jarige topjudoka raakt de rechter grote teen nauwelijks de grond. Zij draagt in het dagelijks leven een inlay in de schoen.

Holvoet die vanuit de voorvoet wordt veroorzaakt:
- *Conservatief.* Als het een rigide, in plantairflexie staand os metatarsale I betreft, dan is de bewegelijkheid van de calcaneus in orde. De therapie bestaat dan uit een simpele orthese, een speciaal vervaardigde inlegzool die ervoor zorgt dat de laterale zijde van de voet als eerste de grond raakt; de wigvormige zool is dus, voor wat betreft de voorvoet: lateraal dik en mediaal dun.
- *Operatief.* Het type operatie is helemaal afhankelijk van de exacte oorzaak van de abnormale voorvoetstand. Een mogelijke operatie kan zijn: een corrigerende osteotomie van het os metatarsale I om de overmatige plantairflexiestand te minimaliseren. Soms moeten meerdere metatarsalia worden geopereerd.

Holvoet die vanuit de calcaneus (varusstand) wordt veroorzaakt:
- Behandeling van deze holvoet is lastig omdat varusstand van de calcaneus niet kan worden gecorrigeerd door een zooltje. Wel kan een inlegzooltje ervoor zorgen dat de belasting op de voorvoet beter wordt verdeeld.
- Oorzakelijke behandeling kan alleen door operatief ingrijpen gebeuren; het type operatie is afhankelijk van de exacte oorzaak van de abnormale varusstand van de calcaneus.

Klompvoet

De klompvoet, ofwel de pes equinovarus adductus, ofwel een *clubfoot*, is een aangeboren afwijking die direct na de geboorte zichtbaar is. De standsafwijking lijkt in geen enkel opzicht op een klomp. De term clubfoot (voet in de vorm van een 'golfclub') is eigenlijk een betere benaming. Het voetje staat namelijk in een merkwaardige kromme stand; het betreft een extreme plantairflexie en inversie gecombineerd met een adductie van de voorvoet. De aandoening wordt in eerste instantie behandeld met immobilisatie van de voet in de correcte stand. Als dit niet voldoende effect heeft wordt geopereerd, bij voorkeur als de baby rond een half jaar oud is.

Kinderen met een klompvoet hebben relatief vaak een heupdysplasie.

Tenen

Door allerlei oorzaken kunnen standsafwijkingen van de tenen ontstaan. Niet zelden worden deze veroorzaakt door het langdurig dragen van slecht schoeisel.

De meest voorkomende standsafwijkingen zijn de hallux valgus, de hamerteen, de klauwteen, mallet-teen, overlappende tenen. *Figuur 0-14* en *0-15* tonen enkele veelvoorkomende afwijkingen met de benamingen erbij.

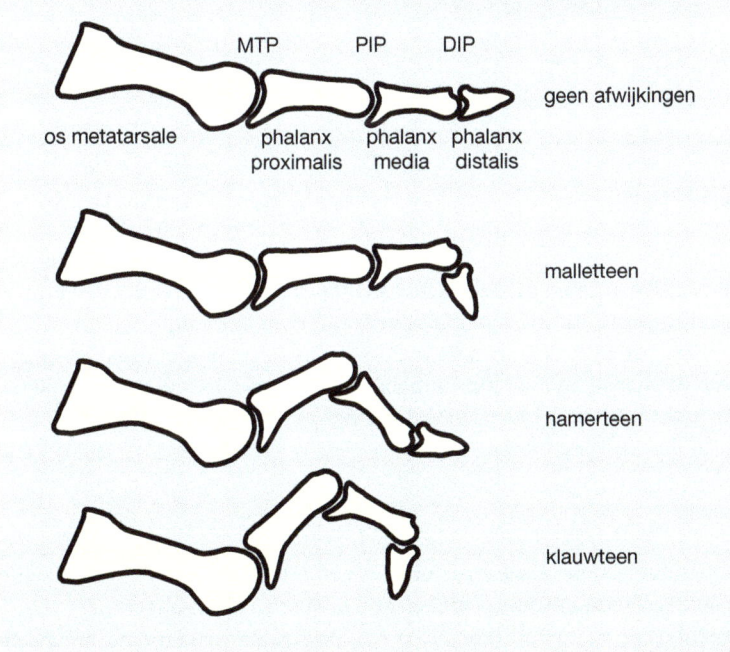

Figuur 0-14
Kromme tenen.

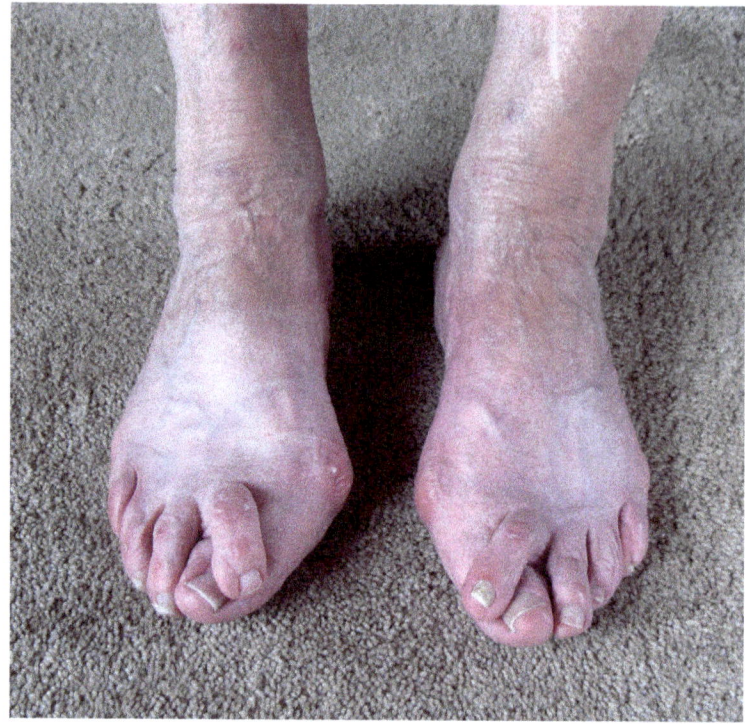

Figuur 0-15
Ernstige hallux valgus en daarbij overlapping van tenen.

Tenenlopers

Sommige jonge kinderen hebben de gewoonte om op hun tenen te blijven lopen. We noemen dit habituele tenenlopers. Zij hebben vaak verkorte achillespezen. De kinderen hebben er zelf geen last van.

Vanaf drie jaar kan men de voet in dorsaalflexie immobiliseren – met een nachtspalk of door gipsimmobilisatie – om zo de verkorte kuitspieren te rekken. Bij onvoldoende resultaat valt een operatie te overwegen (achillespeesverlenging).

Fracturen

Fracturen van de ossale structuren van en rond de voet komen regelmatig voor. Veelvoorkomende oorzaken zijn bijvoorbeeld ski-ongevallen, verkeerd op de voet terechtkomen na een sprong, traumata tijdens voetbal en dergelijke. Meestal is de diagnostiek hiervan niet moeilijk. Lastiger wordt het wanneer het gaat om een enkeldistorsie met bandletsel. De symptomen van de enkelbandlaesie kunnen gemakkelijk een fractuur maskeren. Extra alert moet men zijn als er *mediale* voetpijn bestaat na een inversietrauma. Een inversietrauma kan namelijk lateraal enkelbandletsel geven maar ook mediaal botletsel als gevolg van compressie van het bot. Kleine impressiefracturen worden vaak gemist op de röntgenfoto als deze gemaakt wordt korte tijd na het letsel.

Om te beoordelen of het verstandig is om een röntgenfoto te laten maken na een enkeldistorsie, kunnen we gebruikmaken van de Ottawa Ankle Rules (*zie bijlage V*). Deze regels geven een indruk van de kans op een fractuur.

Stressfracturen

Stressfracturen zijn verraderlijk omdat zij vaak geleidelijk ontstaan door overbelasting. Vooral kinderen die intensief sport bedrijven, zijn gevoelig voor stressfracturen. Voorkeursplaatsen zijn:[2]
- os metatarsale: bij hardlopen, langeafstandswandelen, dansen, tennis;
- ossa sesamoidea (*zie hoofdstuk 11*): ballet, sporten waarbij men moet hardlopen;
- calcaneus: springen, langeafstandswandelen, hardlopen;
- os naviculare: hardlopen, hordelopen;
- os cuboideum: hardlopen, springen;
- talus: polsstokhoogspringen, springen;
- mediale malleolus: basketbal, hardlopen;
- proximale falanx van de grote teen: springen, sprinten.

Casuïstiek

Veelvoorkomende orthopedische voetaandoeningen worden in de volgende hoofdstukken beschreven in de vorm van patiëntencasuïstiek die rechtstreeks afkomstig is uit de dagelijkse (para)medische praktijk.

Literatuur

1 Lohman AHM. Vorm en Beweging. Negende druk. Houten, Diegem: Bohn Stafleu Van Loghum, 2000, pp. 309-16.
2 Di Giovanni C, Greisberg J. Foot & ankle. Core knowledge in orthopedics. Philadelphia: Elsevier Mosby, 2007, pp. 1-9, pp. 150-70.
3 Lohman AHM. Vorm en beweging. Negende druk. Houten, Diegem: Bohn Stafleu Van Loghum, 2000, p. 312.
4 Tudor A, Ruzic L, Sestan B, Sirola L, Prpic T. Flat-footedness is not a disadvantage for athletic performance in children aged 11 to 15 years. Pediatrics 2009;123(3):e386-92.
5 Kievits F, Maanen H van. Platvoeten doen het prima bij gymles. Ned Tijdschr Geneeskd 2009;153:C120.

1 Sinds drie weken bestaande pijn aan beide achillespezen bij een 61-jarige prednisongebruiker*

Koos van Nugteren

Een 61-jarige man kocht enkele maanden geleden een paar nieuwe schoenen die hem, nadat hij ze enige tijd gedragen had, slecht bevielen. Twee maanden na de koop ontstond namelijk pijn aan beide achillespezen, links meer dan rechts. Hij weet zijn klachten aan de nieuwe schoenen en besloot dan ook om deze maar niet meer te dragen. Omdat zijn klachten in de loop van de weken aanhielden bezocht hij uiteindelijk zijn huisarts en hij werd vervolgens naar mij doorverwezen. Zijn huisarts vermoedde een lokale bursitis.

Toen ik zijn verhaal gehoord had en informeerde naar eventuele andere aandoeningen, vertelde hij het volgende: ongeveer drie jaar geleden was hij door een hond gebeten. Drie weken na die beet kreeg hij pijn in zijn schouders en armen, en enkele weken later ook in zijn heupen en benen. De pijn werd in de loop van de tijd steeds erger. Toen hij vervolgens in zijn hele lichaam pijn had, werd hij uitgebreid onderzocht. Hoewel in die tijd geen sluitende diagnose gesteld kon worden, ging men uit van een mogelijke spierreuma (polymyalgia rheumatica). Aangezien hij er behoorlijk slecht aan toe was, werd hij behandeld met prednison (oraal gebruik) gedurende ongeveer een half jaar. Al enkele dagen na het begin van de prednisonmedicatie namen zijn klachten af en na enkele maanden waren ze verdwenen. De aandoening werd ondanks uitgebreid onderzoek nooit honderd procent zeker gediagnosticeerd. Of de hondenbeet er een verband mee hield is ook niet duidelijk geworden. Ongeveer vier maanden geleden ontstond er weer een soortgelijke pijn in zijn beide schouders. Hoewel niet duidelijk was of het dezelfde aandoening betrof, besloot men de prednisonmedicatie weer te hervatten. Al na twee dagen verdwenen zijn schouderklachten. De prednisonmedicatie heeft men sindsdien voortgezet tot nu toe.

---

* Deze patiëntencasus betreft een bewerking van een eerder verschenen casus (EV 78) in Orthopedische Casuïstiek.

Status praesens

Zijn pijn bestaat nu drie weken en is vooral aanwezig *tijdens* belasten. In rust vallen de klachten mee. Patiënt loopt mank en klaagt over het slecht kunnen afzetten met de voeten.

Inspectie

Patiënt loopt mankend en met kleine pasjes. Hij maakt links geen afzet en rechts nauwelijks. Op de tenen staan is links volstrekt onmogelijk en rechts pijnlijk. Vooral ter hoogte van zijn linkerachillespees bestaat er een forse zwelling van enkel en pees. De zwelling is zo uitgesproken dat de pees zelf nauwelijks te zien is. Het geeft op het eerste gezicht de indruk van een forse bursitis. Bij nadere bestudering valt echter op, dat er aan de mediale zijde op de hiel en aan de laterale zijde een klein hematoom zichtbaar is. Verder is een klein 'deukje' te zien ongeveer 4 cm boven de calcaneus in het gezwollen gebied.

Aan de achterzijde van de *rechtervoet* is alleen ter hoogte van de achillespees een lichte zwelling zichtbaar.

Palpatie

Links: de omgeving van de zwelling voelt warm aan; knijpen in de achillespees is het pijnlijkst. Palpatie aan de voorzijde van de achillespees, ter hoogte van de bursa subtendinea achillei, is wat gevoelig.

Rechts: aan de rechterzijde vind ik dezelfde bevindingen, zij het in duidelijk mindere mate.

Functieonderzoek

Links: de plantairflexiekracht tegen weerstand is duidelijk verzwakt. Matige kracht tegen manuele weerstand mag zelfs bij een forse tendinitis nog wel verwacht worden. De proef van Simmonds (knijpen in de kuit terwijl de patiënt op de buik ligt met de voeten over de rand van de bank) is positief: er treedt *geen* synchrone plantairflexie van de voet op tijdens het knijpen. Er is dus sprake van een totale ruptuur!

Rechts: weerstandstest: normaal. Test van Simmonds: negatief.

Interpretatie Links moet sprake zijn van een totale ruptuur van de achillespees. Het meest opmerkelijke is het feit dat deze patiënt tijdens de anamnese geen enkele melding maakt van een acuut moment waarop de klachten ontstaan zijn. Zelfs bij doorvragen kan hij zich geen enkel moment herinneren waarop de pees geknapt kan zijn. Duidelijk is dat er sprake moet zijn geweest van forse degeneratieve veranderingen alvorens het tot een totale ruptuur is gekomen.

Soms wordt een achillespeesruptuur niet direct herkend: dit gebeurt in ongeveer een kwart van de gevallen.[1] Op het eerste gezicht (bij inspectie) en zelfs bij palpatie lijkt het vaak alsof de pees nog intact is; dit komt meestal door de uitgebreide zwelling rondom de pees; hierdoor is de pees zelf slecht zichtbaar en moeilijk palpabel. Bovendien kan het peritendineum intact gebleven zijn; de ruimte tussen het peritendineum en de pees vult zich met bloed en geeft de indruk van een intacte pees; kennelijk is dat bij deze man ook het geval. Ik had bij deze patiënt de indruk de achillespees over zijn hele lengte te kunnen palperen.

Ten slotte kunnen weerstandstests de indruk geven dat ten minste een deel van de pees nog moet staan. Enige kracht tegen plantairflexie is vaak nog mogelijk. Dit komt doordat de Mm. tibialis posterior, peronei en de lange teenbuigers alle in staat zijn om tegen geringe weerstand plantairflexie te bewerkstelligen. Zo kan het beeld ontstaan van een schijnbaar intacte achillespees.

Deze ruptuur hangt vrijwel zeker samen met het gebruik van prednison. Bekend is dat *injecties* met corticosteroïden een degeneratief effect hebben op peesweefsel. Minder bekend is dat oraal gebruik van corticosteroïden (bijvoorbeeld prednison) hetzelfde, maar nu een *algemeen* verzwakkend effect kan hebben op zowel spierweefsel als peesweefsel. Het is vooral de achillespees die risico loopt om te ruptureren. Achillespeesrupturen worden in de literatuur vermeld als een van de vele ongewenste gevolgen van langdurig prednisongebruik.

Diagnose

Links: totale ruptuur van de achillespees
Rechts: tendinitis van de achillespees

Therapie

De patiënt wordt nog dezelfde dag verwezen en gezien op orthopedie, waar de diagnose bevestigd wordt. Men besluit hem operatief te behandelen; de uiteinden van de pees worden gehecht. Na de operatie wordt de voet in plantairflexie geïmmobiliseerd. Na vier weken krijgt de patiënt loopgips, waarbij zijn voet nog steeds (in wat mindere mate) in plantairflexie gedwongen wordt. De prednisonmedicatie wordt in de tussentijd langzaam afgebouwd. Na zes weken zie ik hem lopend op twee krukken terug voor verdere revalidatie.

Follow-up

Zes weken na de operatie is er een geringe dorsaalflexiebeperking van de enkel. Met de voeten plat op de grond en de knieën gebogen (vooral steunend op zijn niet geopereerde rechterbeen) is de lichte beperking het best waarneembaar.
Inspectie en palpatie tonen een onregelmatige vorm van de geopereerde

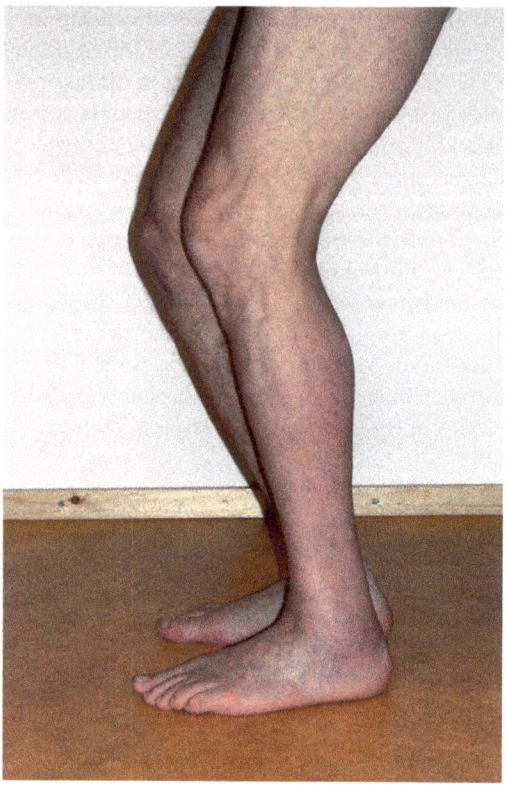

Figuur 1-1
In stand wordt gevraagd de knieën te buigen en de hielen plat op de grond te laten staan. De dorsaalflexiebeperking aan de linkerzijde is nu goed waarneembaar.

achillespees. In hoeverre forse contractiekracht kan worden opgebouwd vanuit deze situatie zal nog moeten blijken. De *rechtervoet* van patiënt functioneert inmiddels weer vrijwel normaal. Nu de revalidatie kan beginnen, zijn er nog slechts lichte verschijnselen van tendinitis. Hij is uiterst voorzichtig met het belasten van beide voeten uit angst voor een nieuwe ruptuur.

De revalidatie moet om begrijpelijke redenen voorzichtig worden uitgevoerd. Zowel aan de linker- als aan de rechterzijde zal immers voorlopig nog sprake zijn van verzwakt peesweefsel, onder meer vanwege het prednisongebruik. Gedurende de eerste maand nadat het gips is verwijderd, mag het been nog niet volledig belast worden.

Om een krachtige afzet van de voeten te vermijden loopt de patiënt (met krukken) aanvankelijk met kleine pasjes. Een inlay in de schoen onder zijn hiel geeft hem de mogelijkheid de paslengte iets te vergroten. Aanvankelijk is het van groot belang de voet onder lichte belasting veel te bewegen en in de loop van de weken de belasting geleidelijk op te voeren. Enkele mogelijkheden hiervoor zijn:

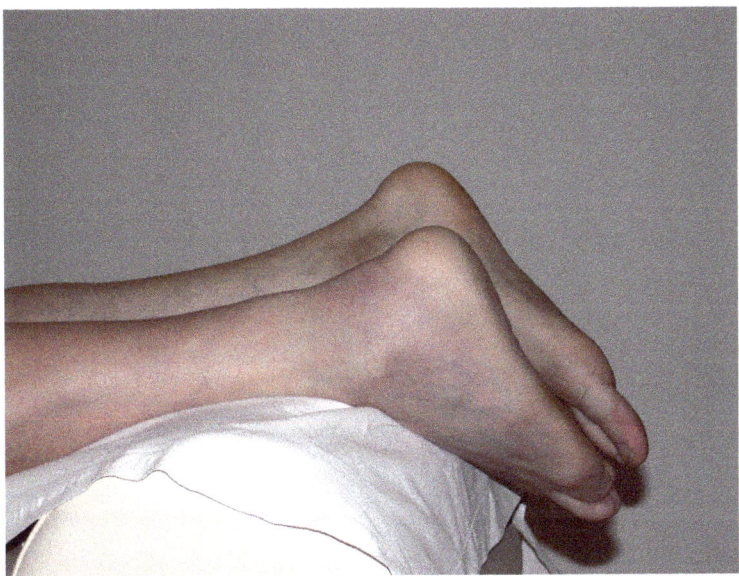

Figuur 1-2
Postoperatief is duidelijk de onregelmatige vorm van de linkerachillespees zichtbaar.

- Op de tenen en op de hakken gaan 'staan' in zit op de stoel. Hierbij kunnen de knieën in meer of minder gestrekte positie staan. Opvoeren van de belasting kan bijvoorbeeld door met de handen of de ellebogen op de knieën te steunen tijdens het oefenen, het aantal keren dat men op de tenen gaat 'staan' op te voeren en/of vaker per dag te oefenen. Dezelfde oefening is ook mogelijk in stand, echter aanvankelijk is het uiterst belangrijk dat het meeste gewicht door de gezonde voet wordt gedragen. Bij de betreffende patiënt is dit niet verstandig gezien de sluimerende tendinitis in zijn rechterachillespees en het nog steeds niet volledig gestopte prednisongebruik.
- Oefenen met een elastische band (of een handdoek) achter de voet langs in langzit, enerzijds om de contractiekracht van de triceps surae te stimuleren, anderzijds ter verbetering van de dorsaalflexie.
- Fietsen, eerst op de hometrainer en, zodra op- en afstappen mogelijk is, op de gewone fiets. Door aanvankelijk het midden van de voeten op de pedalen te zetten is de belasting vrijwel nihil. Opbouwen van de belasting gebeurt door plaatsing van de tenen op het pedaal, door langere afstanden te fietsen en door zwaarder terrein (heuvels e.d.) uit te kiezen.
- Voor de rechterachillespees; excentrisch oefenen.[2]
- Veel licht belast lopen, aanvankelijk met twee krukken, waarbij geleidelijk de mate van steunen op de voet wordt opgevoerd. Doorgaans mag men na ongeveer een maand zonder krukken volbelast lopen. Na ongeveer vier maanden kan men gewoonlijk weer normaal functioneren. Het duurt vaak bijna een jaar voordat hoge belastingen en dus ook sportactiviteiten zonder problemen uitgevoerd kunnen worden.

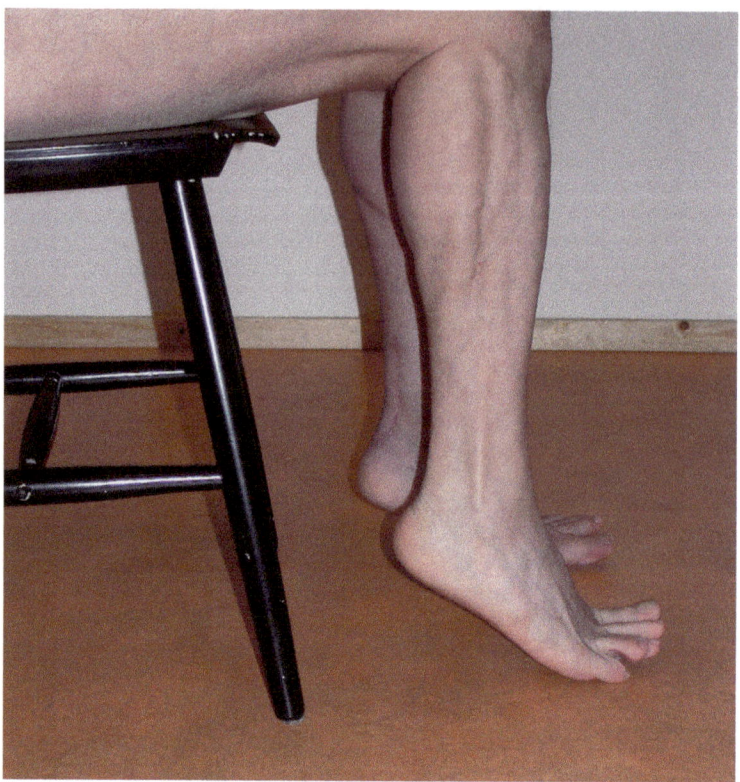

Figuur 1-3
Tenenstand bij lichte belasting. NB: tijdens de plantairflexie worden de tenen hier opgetrokken ter voorkoming van het aanspannen van de teenbuigers; de lange teenbuigers zijn immers ook in staat een plantairflexie uit te voeren in de enkel. Aan de linkerzijde is het operatielitteken zichtbaar.

Een maand na het begin van de revalidatie loopt de patiënt weer korte afstanden zonder krukken en de langere afstanden met één kruk. Het zeer gedoseerd volbelast oefenen kan nu beginnen.

Een half jaar na aanvang van de revalidatie is patiënt klachtenvrij.

Literatuur

1 Ballas MT, Tytko J, Mannarino F. Commonly missed orthopaedic problems. Am Fam Phys 1998;57:267-74.
2 Alfredson H, Lorentzon R. Chronic achilles tendinosis. Recommendations for treatment and prevention. Sports Med 2000;29(2):135-46.

1a Addendum: de achillespeesruptuur*

Koos van Nugteren

Inleiding en etiologie

Achillespeesrupturen werden al in de klassieke oudheid beschreven door Hippocrates. Deze rupturen treden gewoonlijk op in een gebied van twee tot zes centimeter boven de calcaneus, een relatief slecht gevasculariseerd deel van de pees. Het wordt gezien onder alle leeftijdsgroepen ouder dan twintig jaar. De ruptuur kan ontstaan door enorme krachten die op kerngezonde pezen inwerken, maar er kunnen ook spontane rupturen optreden in sterk gedegenereerde pezen. Een trauma is hierbij geen voorwaarde. Veel rupturen zullen ontstaan in pezen waarin al enige mate van pathologie bestaat (tendinose); sporters die pijnklachten in de achillespees negeren, vallen in deze groep.[1]

Het gastrocnemius-soleuscomplex kan enorme krachten genereren. Deze krachten kunnen zo groot zijn dat zelfs een gezonde achillespees erdoor kan ruptureren.[2] Het idee bestaat dat vermoeidheid, onvoldoende controle over een beweging, of onverwachte belastingen een rol spelen. Op dergelijke momenten faalt het normale inhibitiemechanisme van het lichaam; de natuurlijke rem op extreme aanspanning van de spier werkt niet goed en de krachten op de pees worden te hoog. Onregelmatig sporten zou een factor kunnen zijn die dit inhibitiemechanisme kan verstoren.[3] Badminton, tennis en voetbal zijn opvallend risicovolle sporten voor het krijgen van een achillespeesruptuur. Frequente hoge excentrische belastingen zijn vermoedelijk medeoorzaak hiervan.

---

* Dit addendum betreft een 'update' van een eerder verschenen addendum (EV78) in *Orthopedische Casuïstiek*.

Incidentie*

Möller e.a. deden onderzoek naar de incidentie van achillespeesrupturen onder 230.000 inwoners in Scandinavië. De incidentie werd gemeten tussen 1987 en 1991.

Conclusie van dit onderzoek: de hoogste jaarlijkse incidentie van achillespeesrupturen bevindt zich in de leeftijdsgroep tussen 33 en 45 jaar (30 rupturen per 100.000 inwoners).[4] De aandoening treft veel vaker mannen dan vrouwen (een factor zes keer zo vaak). Het is meestal het gevolg van een sportletsel (twee keer zo vaak als door andere oorzaken). Niet-sporters die een achillespeesruptuur oplopen zijn gewoonlijk ouder. Een tweede piek met een vrij hoge jaarlijkse incidentie (ongeveer 13 per 100.000 inwoners), bestaat onder mensen die tussen 70 en 80 jaar oud zijn. Zoals gezegd spelen hier veelal andere factoren een rol, factoren die degeneratieve veranderingen in de pees veroorzaken. De beide genoemde incidenties (gemeten door Möller e.a. rond 1990) zijn duidelijk hoger dan incidenties gemeten door Nillius e.a. (1976) tussen 1950 en 1973.[5] Het aantal rupturen is dus toegenomen in de afgelopen vijf decennia. De piek rond de 75-jarige leeftijd ontbreekt zelfs volledig in het onderzoek van Nillius e.a. Er blijkt dus in de periode tussen 1950 en 1990 onder 70-plussers een nieuwe groep patiënten bijgekomen te zijn.

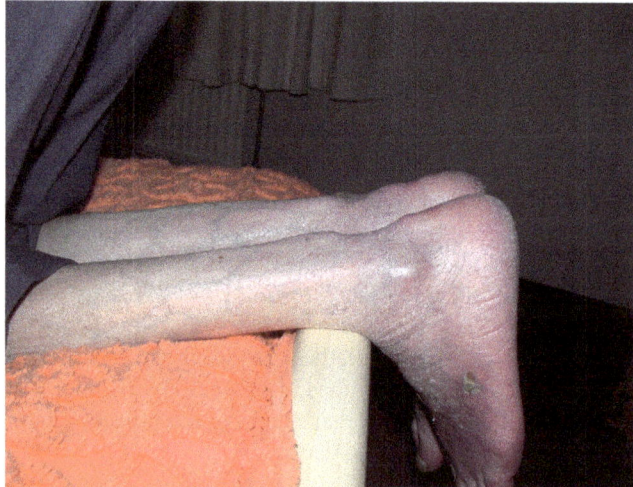

Figuur 1a-1
Dubbelzijdige (spontaan ontstane) achillespeesruptuur bij een 75-jarige vrouw na langdurig prednisongebruik.**

---

* Incidentie = het aantal nieuwe gevallen van een bepaalde aandoening per jaar. Meestal wordt dit aantal nieuwe gevallen vermeld per 1.000 personen of 100.000 personen.

** Zie casus EV 82: Sinds een half jaar bestaande loopstoornissen bij een 75-jarige CARA-patiënte.

Spontane rupturen

Soms wordt een achillespeesruptuur aangetroffen zonder dat de patiënt melding maakt van een traumatische gebeurtenis. Een dergelijke *spontane* achillespeesruptuur is zeer ongewoon. De laatste jaren echter lijkt de frequentie van dergelijke rupturen toe te nemen in de meer ontwikkelde landen.[6,7] Aangezien het nog steeds een zeldzaamheid is, zijn exacte getallen met betrekking tot de incidentie van dit type rupturen nog niet bekend. Het betreft meestal mensen van middelbare leeftijd, mannen vaker dan vrouwen. Er is altijd sprake van tendinose (degeneratieve veranderingen in de pees), waarvan de patiënt echter meestal geen last heeft.

Niet zelden bestaat er een oorzakelijk verband tussen medicijngebruik en spontane *peesdegeneratie*. Gebruik van fluoroquinolonen (bepaalde antibiotica)* veroorzaakt niet zelden achillespeesproblemen, vooral onder personen ouder dan 60 jaar.[8] Als daarbij ook nog eens corticosteroïden worden gebruikt, neemt dit risico aanzienlijk toe. De auteurs vermoeden een toxisch effect van de fluoroquinolonen op de collagene vezels binnen de pees. Artsen moeten zich bewust zijn van de risico's wanneer zij dit middel voorschrijven, speciaal bij ouderen die ook corticosteroïden gebruiken.

Patiënten met reumatoïde artritis, lupus erythematodes disseminatus,[9,10] jicht,[11] of andere systeemziekten, maar ook gebruikers van quinolonen[12,13] en van corticosteroïden[14] (zoals bijvoorbeeld prednison), lopen een verhoogd risico op een spontane *achillespeesruptuur*.[15] Er zijn patiënten die zich pas weken of maanden na de ruptuur melden in het medische circuit omdat er *geen* sprake was van een traumatische gebeurtenis. Dergelijke peesrupturen maken een operatieve ingreep lastiger aangezien er retractie optreedt van de achillespees en er een 'gap' ontstaat tussen de beide peesuiteinden.

Symptomatologie

Een ruptuur van een *gezonde* achillespees resulteert in een felle inflammatoire reactie met warmte, roodheid, zwelling en pijn. Deze symptomen maken aan zowel de patiënt als de onderzoeker duidelijk dat er iets ernstigs aan de hand is. Lastiger wordt het bij een spontane ruptuur door ernstige peesdegeneratie. Dikwijls kan de patiënt zich geen acuut moment herinneren. Bovendien vertoont de achillespees niet altijd een felle inflammatoire reactie. Gebruik van prednison verkleint de kans op een inflammatoire reactie.

Bij inspectie en onderzoek worden de volgende symptomen gevonden:
– Meestal: inflammatoire verschijnselen: rubor, dolor, calor en tumor.
– Vaak is een gap zichtbaar. Soms echter vult de gap zich met vocht; vooral als het peritendineum *niet* 'meegescheurd' is en dit zich heeft gevuld

---

* *Meer informatie over dit onderwerp is gepubliceerd in* Orthopedische Casuïstiek, *2002; casus en addendum EV 80.*

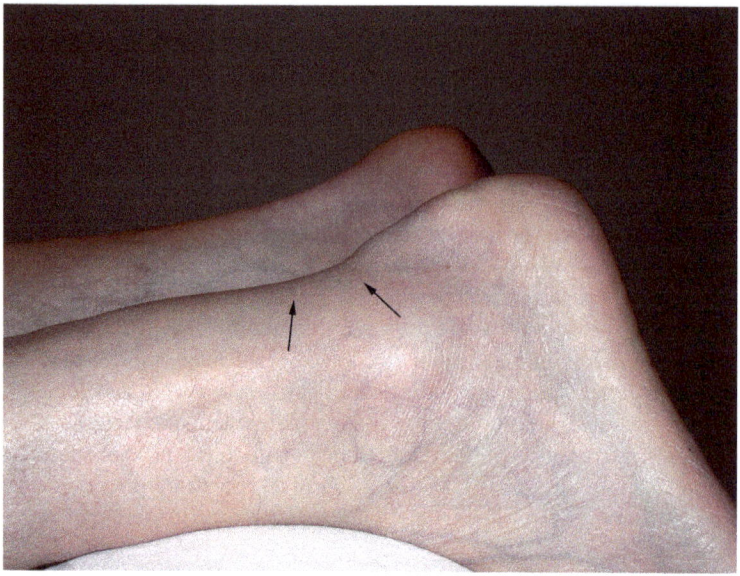

Figuur 1a-2
Vaak is een gap zichtbaar.

met vocht, kan het bedrieglijke beeld ontstaan van een nog intacte achillespees.
- *Verzwakte* plantairflexiekracht; patiënt kan niet op de tenen lopen. Enige kracht tegen *manuele* weerstand is *wel* mogelijk vanwege compensatoire contractiekracht die geleverd wordt door de m. flexor digitorum (de tenen gaan dan klauwen), de mm. peronei en de m. tibialis posterior. Dit kan tijdens het actief bewegingsonderzoek het verraderlijke beeld tonen van een nog intacte achillespees.
- De proef van Simmonds en de test van Thompson zijn positief. De proeven van Simmonds en Thompson zijn eenvoudig uit te voeren en zeer betrouwbare tests die de diagnose bevestigen (*zie figuur 1a-3* en *1a-4*).

Therapie

Therapie kan conservatief of operatief geschieden. Bij conservatief beleid wordt de enkel gedurende zes tot acht weken geïmmobiliseerd in plantairflexie. De mate van plantairflexie wordt in de loop van de tijd verminderd. Plantairflexie wordt toegepast om de peesuiteinden dichter naar elkaar toe te brengen zodat er een kleinere gap te overbruggen is. Na een fase van ontsteking, proliferatie van nieuw weefsel en remodellering van collagene vezels ontstaat ter plekke een nieuwe verbinding. Bij een operatie worden de peesuiteinden door bepaalde hechtingstechnieken naar elkaar toegetrokken om de gap te minimaliseren of te elimineren. Soms wordt de gap overbrugd met een autograft of allograft. Sinds kort is

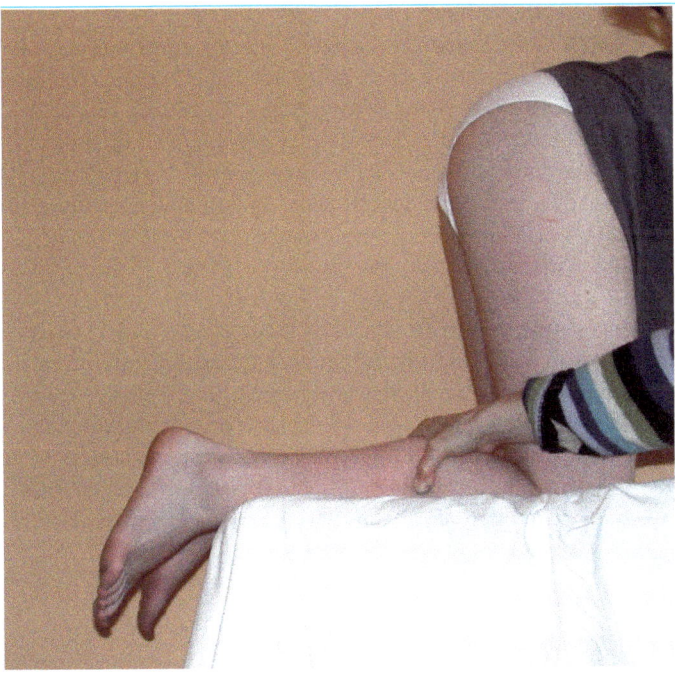

Figuur 1a-3
Handgreep van Thompson, uitgevoerd bij een gezonde proefpersoon. In het geval van een ruptuur ontstaat geen plantairflexie van de voet wanneer in het dikste deel van de kuit geknepen wordt. De test wordt met gebogen knie uitgevoerd (hier in kruiphouding).

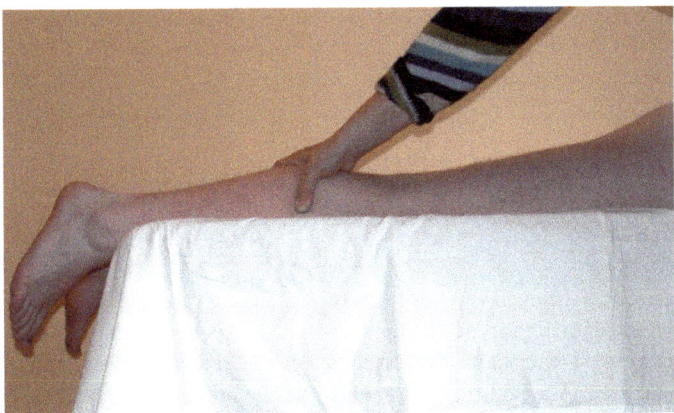

Figuur 1a-4
Handgreep van Simmonds: Dezelfde methode wordt toegepast als bij de proef van Thompson. Het enige verschil is dat de handgreep van Simmonds met gestrekte knie wordt toegepast.

het ook mogelijk om percutaan te opereren.* Hierbij worden de peesuiteinden door hechting naar elkaar toegebracht zonder dat grote incisies nodig zijn. Na de operatie volgt gewoonlijk nog een periode van immobilisatie (ook zes tot acht weken) met de voet in plantairflexie, dit afbouwend naar een neutrale stand. De laatste jaren wordt geprobeerd de revalidatieperiode te verkorten door de *mate* van immobilisatie (qua stijfheid van het materiaal) na operatie te verminderen en de *duur* van de immobilisatie te verkorten.

Overbrugging van de gap

Het regeneratievermogen van het lichaam is groot. Indien verdere retractie van de pees voorkomen kan worden (door operatief hechten of, riskanter, door immobiliseren in plantairflexie), hoeft een kleine gap tussen de beide peesuiteinden geen probleem te zijn. Soms maakt men gebruik van delen van de fascia lata, de gastrocnemius-soleuspierfascie, de m. plantaris of de pees van de m. peroneus brevis om de gap te overbruggen. Ook gebruik van synthetisch materiaal[16] en allograftreconstructie[17] worden beschreven.

> Enkele onderzoeken wijzen uit dat ondanks een separatie van de peesuiteinden van ongeveer een centimeter, een ruptuur volledig kan herstellen zonder nadelige gevolgen.[18,19] Bij histologisch onderzoek van gerputureerde achillespezen bij konijnen blijkt dat ter plaatse van de gap al op de vierde dag nieuwe collagene vezels worden gevormd.[20] Deze bevindingen worden ondersteund door onderzoek van Porter e.a. (1997):[21] tijdens operatie van laat gediagnosticeerde achillespeesrupturen (pas vier tot twaalf weken na het letsel werd geopereerd) werd normaal, 'gezond' proliferatieweefsel met een hoge graad van vascularisatie gevonden. Biopsieën van dit weefsel vertoonden gezonde ingroei van collagene vezels. Necrotisch weefsel werd niet (meer) gevonden.

Factoren die de genezing na een achillespeesruptuur nadelig kunnen beïnvloeden

Het genezend vermogen van het lichaam is uiteraard van belang voor een goede wondgenezing van de achillespeesruptuur. Als het algemeen genezend vermogen verzwakt is door een aanwezige ziekte, of door het gebruik van corticosteroïden (of beide), dan zal dat zeker consequenties hebben voor de duur en mate van herstel. Zo lang bepaalde systemen nog aan het vechten zijn in het lichaam (immuunsysteem), is er geen ruimte voor een andere strijd (wondgenezing). Het meest levensbedreigende proces zal hier de voorkeur krijgen. Perfecte voorbeelden hiervan zijn aids, allergieën en immuunproblemen.[22] Het zal duidelijk zijn dat factoren die het ge-

---

* Meer informatie over dit onderwerp is gepubliceerd in Orthopedische Casuïstiek, 2002; casus en addendum EV 77.

nezingsproces negatief beïnvloeden relatief vaak bij oudere patiënten worden aangetroffen. Het lage activiteitenniveau onder deze groep mensen vertraagt het genezingsproces nog eens extra: door passiviteit (vooral weinig lopen) ontstaat een pees met een zwakke opbouw: collagene vezels in het bindweefsel zijn slecht (chaotisch) gegroepeerd waardoor de trekkracht van de pees relatief laag is.[23] Het is veelal deze groep oudere patiënten waarbij voorafgaand aan de ruptuur al sprake was van peesdegeneratie.

Prognose

Voor achillespeesrupturen is de prognose meestal vrij gunstig. Of men direct opereert of pas na langere tijd maakt hierbij niet zoveel uit. Bij vergelijking van twee groepen patiënten (waarbij één groep binnen een week en de andere groep pas na een maand geopereerd was) bleek dat er na acht jaar geen duidelijke verschillen meer meetbaar waren tussen de beide patiëntengroepen.[24] Wel waren in beide groepen nog evidente verschillen meetbaar tussen het geopereerde been en het niet geopereerde been. Dit betrof onder meer een vermindering in kuitomvang en kracht van het geopereerde been. Dit werd overigens door vrijwel alle personen *niet* als storend ervaren. Veelal merkten zij het niet eens. Het looppatroon was vrijwel symmetrisch. Verschillen werden wat duidelijker meetbaar als men ging hardlopen, echter subjectief werd dit niet of nauwelijks door de patiënt zelf waargenomen. Verlies aan kracht in de triceps surae werd vermoedelijk tijdens (hard)lopen gecompenseerd door de secundaire plantairflexoren van de voet.

Conservatief versus operatief behandelen

Operatieve behandeling *lijkt* gunstiger dan conservatief beleid voor een goed herstel van de achillespees. In diverse onderzoeken concludeert men dat operatief beleid de voorkeur verdient omdat hiermee het risico op rerupturen minder groot is na een operatie.[25,26] Operatie kent echter wel het risico op allerlei andere complicaties.

> Paavola e.a. (2000)[30] bestudeerden de gegevens van 432 patiënten (leeftijd: 13 tot 67 jaar) die een open achillespeesoperatie (niet alleen wegens rupturen) hadden ondergaan. Bij 46 patiënten (11%) trad een meer of minder ernstige complicatie op. Om operatiegerelateerde complicaties te voorkomen, zou men kunnen kiezen voor conservatief beleid. Er zit echter ook een keerzijde aan *conservatieve* behandeling: de kans op een recidief tijdens de revalidatie is groot: een vergelijkend onderzoek van Möller e.a. (2001)[27] onder 112 patiënten laat zien dat het risico op rerupturen van de pees groter is bij toepassing van een conservatief

behandelbeleid (20,8% reruptureert bij conservatief beleid, tegen 1,7% na operatie).[27] Andere onderzoeken blijken deze visie te ondersteunen.[28,29]

Concreet zijn de risico's van operatief behandelen: slechte wondgenezing, infecties, necrose van huidranden, hematomen, excessieve littekenvorming, n. suralis-denervatie en diepe veneuze trombose.[30] De vraag is dus of de voordelen van een operatie opwegen tegen de nadelen. Daar komt nog bij dat recent onderzoek in twijfel trekt of conservatieve behandeling onder alle omstandigheden sneller leidt tot rerupturen van de pees. Conservatief behandelde achillespeesrupturen werden tot voor kort langdurig en zeer voorzichtig gerevalideerd, voorzichtiger en langduriger dan operatief gehechte pezen.[31] Een vergelijkend recent onderzoek met gerandomiseerde patiëntengroepen (operatie versus conservatief) die op precies dezelfde manier werden gerevalideerd, toonde geen verschil met betrekking tot rerupturen van de pees:[31] vroege revalidatie en gedoseerde oefeningen blijken volgens dit onderzoek de sleutel te zijn tot goed herstel, zowel voor geopereerde als voor conservatief behandelde achillespezen.

Immobilisatie

Het in een vroeg stadium onbelast of licht belast bewegen is in het algemeen goed voor herstel van beschadigd peesweefsel. Vooral langdurige immobilisatie in spitsvoetstand blijkt een snel en goed herstel te belemmeren. Een verwijderbare spalk waarbij de voet niet voortdurend in spitsvoetstand wordt gefixeerd en waarbij de patiënt zelf regelmatig bewegingen kan uitvoeren, verdient dus de voorkeur boven langdurige gipsimmobilisatie.

Wanneer conservatief beleid

Bij *conservatief* beleid mag er niet te veel tijd zitten tussen het moment van ruptureren en de behandeling.[32] Men is geneigd deze manier van behandelen vooral toe te passen bij oudere patiënten die nog betrekkelijk weinig belastende activiteiten hoeven uit te voeren. De risico's die iedere open operatietechniek met zich meebrengt, worden hiermee vermeden.

Open operatie versus percutane techniek

Bij open operatietechnieken bestaat het gevaar van al genoemde complicaties. Conservatieve therapie geeft volgens diverse (maar niet alle) onderzoeken een hoger risico op rerupturen van de pees. Een soort tussenvorm (operatief-conservatief) kan gevonden worden in de zogenoemde 'percutaneous repair'-techniek waarbij door middel van enkele kleine incisies

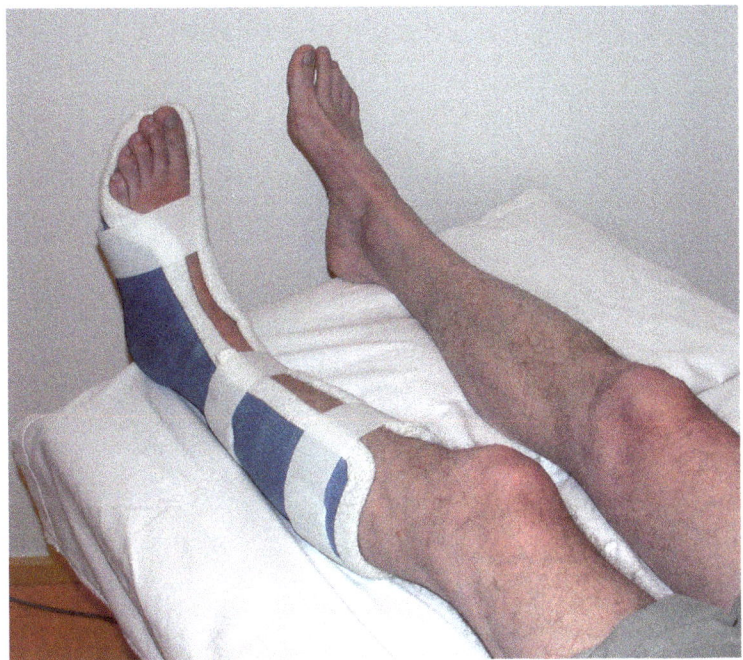

Figuur 1a-5
Verwijderbare nachtspalk.

een hechting tussen beide peesuiteinden tot stand kan worden gebracht. Het risico van complicaties is hierbij vrijwel afwezig.[33] Het enige reële risico bij de percutane operatietechniek is het ontstaan van een n. suralisbeschadiging.* Met voldoende voorzorgsmaatregelen is dit gevaar echter klein. Overigens bestaat er ook bij een open operatie (een kleine) kans op een n. suralisbeschadiging.[34]

Langdurig postoperatief immobiliseren versus vroege functionele mobilisatie

Na een operatie volgde tot voor kort, een periode van zes tot acht weken waarin de voet werd geïmmobiliseerd in spitsvoetstand. Het zal duidelijk zijn dat dit een nadelig effect heeft op de mobiliteit van het enkelgewricht. Vooral in dorsaalflexierichting zal een bewegingsbeperking ontstaan. Bovendien zal de kracht van de kuitspier ernstig te lijden hebben. Verder 'ervaart' de zich herstellende pees onvoldoende mechanische prikkels die nodig zijn voor de productie van collagene vezels.

---

* *Voor een uitgebreide beschrijving hiervan zie* Orthopedische Casuïstiek *EV77, 2002: hypesthesie van het laterale aspect van de enkel na een percutane achillespeesreconstructie bij een 37-jarige langeafstandloper bij wie spontaan de achillespees runtureerde.*

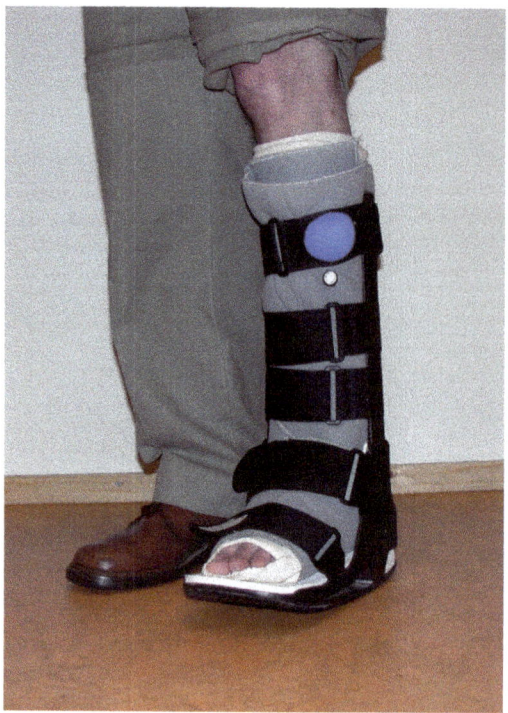

Figuur 1a-6
Een afneembare *walker* waarbij de voet in neutrale stand wordt geïmmobiliseerd.

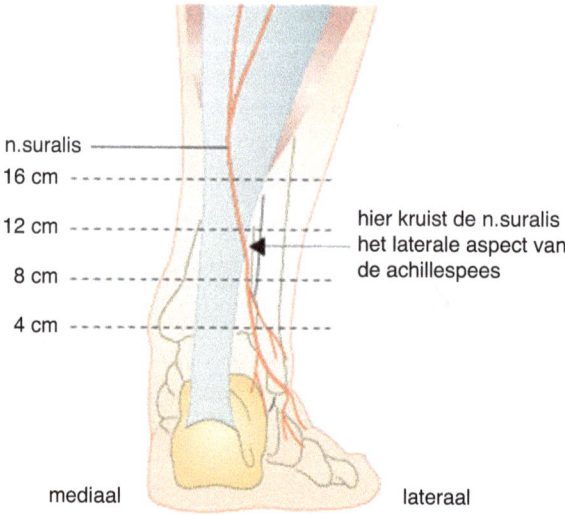

Figuur 1a-7
Verloop van de n. suralis.

De laatste jaren is men dan ook steeds meer geneigd om de revalidatieperiode te verkorten en sneller over te gaan tot functioneel gebruik van de aangedane voet. De pees herstelt dan sneller dan in het geval van een langdurige immobilisatieperiode. Dit geldt zowel voor het revalideren na een operatie als voor het revalideren bij conservatief beleid.

> Häggmark en Eriksson rapporteren kuitspieratrofie onder 23% van de patiënten met een totale achillespeesruptuur na zes weken immobilisatie.[35] Buchgraber e.a. (1997) onderzochten de mogelijkheid om snel na de operatie weer te belasten.[36] Dit onderzoek werd gedaan onder 48 patiënten die een *percutane reparatie* van de achillespees hadden ondergaan. Dertig patiënten kregen postoperatief na ongeveer drie dagen (als de ergste zwelling verdwenen was) een speciaal aangepaste schoen met een inlay; deze inlay zorgde voor een drie cm hoge *heel lift*. Belasten met inachtneming van de pijn was direct toegestaan. 's Nachts mocht men de schoen uitdoen. Na vier weken werd een intensief oefenprogramma gestart. Veel isometrische, isokinetische en coördinatieve oefeningen werden toegepast. De 'heel lift' werd in ongeveer zeven weken verminderd tot nul graden. De controlegroep (18 personen) kreeg de klassieke nabehandeling; zes tot acht weken werd met een gipsspalk geïmmobiliseerd. In de groep patiënten die postoperatief al vroeg mocht belasten, ontstond minder bewegingsbeperking in het enkelgewricht, verloor men minder kracht in de triceps surae (men kon sneller en beter op de tenen staan) en bleek men weer sneller aan het werk te kunnen gaan dan in de (lang geïmmobiliseerde) controlegroep. Verder waren er niet méér recidiefrupturen dan in de (lang geïmmobiliseerde) controlegroep en waren er minder rerupturen dan gewoonlijk gezien worden na *open* operatietechnieken of bij conservatief behandelen. De enige recidiefruptuur die optrad betrof een patiënt die vier weken na de operatie weer ging tennissen ondanks een verbod hierop. De resultaten waren zo goed dat een gipsspalkimmobilisatie na een percutaneous-repair-achillespeesoperatie niet meer juist gevonden wordt door de auteurs.
>
> Kerkhoffs e.a. (2002) toonden aan dat vroeg functionele revalidatie ook na een conventionele *open operatietechniek* te prefereren is boven loopgips.[37] Zij gebruikten hiervoor een zogenoemde 'wrap', een vrij flexibel materiaal dat het midden houdt tussen gips en verband, in plaats van een harde gipsspalk. Ook hier leidde snelle functionele therapie postoperatief tot een korter verblijf in het ziekenhuis en een snellere terugkeer naar het niveau van voor het letsel.[37]

Literatuur

1 Fox MJ, Blazina ME, Jobe FW, Kerlan RK, Carter VS, Shields CL, et al. Degeneration and rupture of the achilles tendon. Clin Orthop Relat Res 1975;107:221-24.

2 Abrahams M. Mechanical behavior of tendons in vitro. Med Biol Eng 1967;5: 433.
3 Inglis AE, Sculco TP. Surgical repair of ruptures of the Tendo Achilles. Clin Orthoped 1981;156:160-69.
4 Möller A, Åström M, Westlin NE. Increasing incidence of Achilles tendon rupture. Acta Orthop Scand 1996;67:479-81.
5 Nillius SA, Nilsson BE, Westlin NE. The incidence of Achilles tendon rupture. Acta Orthop Scand 1976;47:118-21.
6 Wills CA, Washburn S, Caiozzo V, Prietto CA. Achilles tendon rupture: a review of the literature comparing surgical versus non-surgical treatment. Clin Orthop 1986;207:156-63.
7 Hattrup SJ, Johnson KA. A review of rupture of the achilles tendon. Foot Ankle 1985;6(1):34-38.
8 Linden PD van der, Sturkenboom M, Herings RMC, Leufkens HGM, Stricker C. Fluoroquinolones and risk of Achilles tendon disorders: case-control study. BMJ 2002;324:1306-07.
9 Rask MR. Achilles tendon rupture owing to rheumatoid disease. J Am Med Assoc 1978;239:435-36.
10 Kissel CA, Sanderson AS, Unroe JB. Spontaneous achilles tendon rupture in a patient with systemic lupus erythematosis. J Foot Surg 1991;30(4):390-97.
11 Mahoney PG, Peter DJ, Howel CJ. Spontaneous rupture of the achilles tendon in a patient with gout. Ann Rheum Dis 1981;40:416-18.
12 Stahlmann R, Lode H. Toxicity of quinolones. Drugs 1999;58:37-42.
13 Basic-Jukic N, Juric I, Racki S, Kes P. Spontaneous tendon ruptures in patients with end-stage renal disease. Kidney Blood Press Res 2009;32(1): 32-36.
14 Haines JF. Bilateral rupture of the achilles tendon in patients on steroid therapy. Ann Rheum Dis 1983;42:652-54.
15 Sattar MA, Naushad S, Kghanna FO, Rutherford JH. Case Report: Spontaneous bilateral achilles tendon rupture. Darlington Post Graduate Journal 2000;19(2).
16 Howard C, Winston I, Bell W, Mackie I, Jenkius D. Late repair of the calcaneal tendon with carbon fiber. J Bone Joint Surg 1984;66B:206-09.
17 Nikitin G, Linnik S. Combined alloplasty of the Achilles tendon. Vestn Khir Im I I Grek 1979;123:106-08.
18 Mortensen NHM, Saether J, Steinke MS, Staehr H, Mikkelsen SS. Separatation of tendon ends after Achilles tendon repair: A prospective randomized, multicenter study. Orthopedics 1992;15:899-903.
19 Nystrom B, Holmlund D. Separation of tendon ends after suture of Achilles tendon. Acta Orthoped Scand 1983;54:620-21.
20 Spiro G, Pneumaticos MD, Philip C, Noble PD, William C, McGarvey MD, et al. The effects of early mobilisation in the healing of Achilles tendon repair. Foot Ankle Int 2000;21:551-57.
21 Porter DA, Mannarino FP, Snead D, Gabel SJ, Ostrowsky M. Primary repair without augmentation for early neglected Achilles tendon ruptures in the recreational athlete. Foot Ankle Int 1997;18(9):557-64.
22 Wingerden BAM van. Bindweefsel in de revalidatie. Lichtenstein: Scipro Verlag Schaan, 1997.

23 Jozsa L. Morphological and biochemical alterations in hypokinetic human tendons. Finn Sport and Excerc Med 1984;3:111-15.
24 Boyden EM, Kitaoka HB, Cahalan TD, Kai-Nan An. Late versus early repair of Achilles tendon rupture. Clin Orthop Relat Res 1995;317:150-58.
25 Nestorson J, Movin T, Möller M, Karlsson J. Function after Achilles tendon rupture in the elderly: 25 patients older than 65 years followed for 3 years. Acta Orthop Scand 2000;71(1):64-8.
26 Khan RJ, Fick D, Brammar TJ, Crawford J, Parker MJ. Interventions for treating acute Achilles tendon ruptures. Cochrane Database Syst Rev 2004;(3).
27 Möller M, Movin T, Granhed H, Lind K, Faxén E, Karlsson J. A prospective randomized study of comparison between surgical and non-surgical treatment. J Bone Joint Surg 2001;83-B:843-48.
28 Lo IK, Kirkley A, Nonweiler B, Kumbhare DA. Operative versus nonoperative treatment of acute Achilles tendon ruptures: a quantitative review. Clin J Sport Med 1997;7:207-11.
29 Leppilahti J, Orava S. Total Achilles tendon rupture: a review. Sports Med 1998;25:79-100.
30 Paavola M, Orava S, Leppilahti J, Kunnus P, Järvinen M. Chronic Achilles tendon overuse injury: Complications after surgical treatment. An analysis of 432 consecutive patients. Am J Sports Med 2000;28:77-82.
31 Twaddle BC, Poon P. Early motion for Achilles tendon ruptures: is surgery important? A randomized, prospective study. Am J Sports Med 2007;35(12):2033-8.
32 Martens M. Orthopedische Casuïstiek: casus EV 69. 2000; juni.
33 Schröder D, Lehmann M, Steinbrück K. Treatment of acute Achilles tendon ruptures: Open versus percutaneous repair versus conservative treatment. A prospective randomized study. Lake Buena Vista: 2nd World Congress on Sports Trauma, 1996.
34 Heim U, Heim C. Subcutaneaous Achilles tendon ruture. Experiences with 99 operations on fresh injuries. Die subcutane Achillessehnenruptur. Helv Chir Acta 1977;44:581-90.
35 Häggmark T, Eriksson E. Hypotrophy of the soleus muscle in man after Achilles tendon rupture. Discussions of findings obtained by computer tomography and morphologic studies. Am Journal of Sports Med 1979;7(2):121-6.
36 Buchgraber A, Pässler H. Percutaneous repair of Achilles tendon rupture. Immobilisation versus functional postoperative treatment. Clin Orthop Relat Res 1997;341:113-22.
37 Kerkhoffs GMMJ, Struijs PAA, Raaymakers ELFB, Marti RK. Functional treatment after surgical repair of acute Achilles tendon rupture: wrap vs walking cast. Arch Orthop Trauma Surg 2002;122:102-05.

2 Pijn aan de achillespees bij een 22-jarige volleybalster

Koos van Nugteren

Geleidelijk kreeg een 22-jarige studente pijn aan de linkerachillespees; de pijn trad op tijdens volleybal, vooral als zij moest springen of sprinten. Ook na het sporten had zij er steeds wat last van. Vooral als zij de ochtend na het sporten opstond uit bed, was de pees pijnlijk bij de eerste paar passen. Als zij vervolgens even liep werd de pijn weer minder.

Status praesens

Op het moment van het onderzoek heeft zij weinig klachten.

Inspectie

De aangedane linkerachillespees is iets dikker.

Algemene palpatie

Er is geen sprake van een temperatuurverschil met de niet-aangedane zijde.

Functieonderzoek

Het functieonderzoek van de enkel en voet is volledig negatief.

Specifieke palpatie

Palpatie van de achillespees toont een spoelvormige lichte zwelling circa 4 cm boven de insertie aan de calcaneus.

Interpretatie De diagnose is niet moeilijk te stellen. Hier is sprake van een 'mid-portion' achillespeestendinose stadium 2 à 3. Een *tendinose* betreft een degeneratief proces in de pees. Nota bene: er is dus geen sprake van een inflammatie. Een inflammatie van een pees treedt op na beschadiging van de pees of door een reumatische (auto-immuun)aandoening. Dergelijke *tendinitiden* zijn klinisch te herkennen aan het feit dat de pees warmer is dan die aan de heterolaterale zijde.

Als er sprake is van een mid-portion achillespeestendinose, dan bevindt de aandoening zich in de achillespees, twee tot zes centimeter boven zijn insertie aan de calcaneus. Deze aandoening is conservatief goed behandelbaar met excentrisch toegepaste krachttraining van de kuitspieren. Nota bene: achillespeestendinosen die gelokaliseerd zijn op de pees-botovergang zijn veel hardnekkiger: conservatieve behandeling hiervan levert vaak geen resultaat op.

Stadia van tendopathie

- Stadium 1: lichte pijn na inspanning die gewoonlijk na enkele uren weer verdwijnt.
- Stadium 2: matige pijn aan het begin van de inspanning en daarna. Klachten blijven ook langer aanwezig.
- Stadium 3: pijn aan het begin van de inspanning die wel minder wordt tijdens de inspanning, maar niet helemaal verdwijnt. Na het sporten kan de pijn dagen aanhouden.
- Stadium 4: pijn die tijdens de inspanning optreedt en zo ernstig is dat de sport- of werkprestatie eronder te lijden heeft.
- Stadium 5: blijvend aanwezige pijn, ook in rust.
- Stadium 6: ruptuur; dit stadium is arbitrair doordat vaak een peesruptuur optreedt zonder eraan voorafgaande klachten.

Diagnose

Mid-portion achillespeestendinose

Therapie

De therapie bestaat uit het dagelijks uitvoeren van excentrische spierversterkende oefeningen (*zie bijlage 6*).

Follow-up Patiënte krijgt een oefenprogramma mee naar huis en gaat hier zelf mee aan de slag. Ze krijgt enkele vervolgafspraken om de oefeningen te controleren en de progressie te evalueren. In de loop van de weken verzwaart zij de oefeningen door middel van het dragen van een steeds zwaardere rugzak. Het oefenprogramma duurt in totaal drie maanden. Na ruim twee maanden is de patiënte volledig klachtenvrij, ook tijdens volleybalwedstrijden.

2a Addendum: achillespeestendinose: de meest recente inzichten

Koos van Nugteren

Chronische blessures van de achillespees worden meestal veroorzaakt door een degeneratief proces van het peesweefsel. Een dergelijk degeneratief proces wordt tendinose genoemd. Vooral langeafstandhardlopers lopen een verhoogd risico; bij langeafstandhardlopers is de meest voorkomende blessure een achillespeestendinose gevolgd door anterieure kniepijn en *shin splint*.[1]

Etiologie

Over de oorzaak van tendinose is nog weinig bekend. Theorie: veelvuldig repeterende microtraumata veroorzaken zeer kleine letsels binnen een *zwakke* pees die niet op de normale (extrinsieke) manier kunnen genezen. Zwakte van de pees kan een gevolg zijn van veroudering en/of bewegingsarmoede. Wat betreft 'bewegingsarmoede' kunnen we voor de pees misschien beter spreken van gebrek aan *krachtige* contracties van de overeenkomstige musculatuur. Het is immers bekend dat juist *duur*sporters, zoals langeafstandhardlopers, een verhoogd risico lopen op het krijgen van achillespeesblessures. Hoewel het nog moeilijk te verklaren is *waarom* een tendinose ontstaat, is er inmiddels wel het een en ander bekend over de veranderingen die zich binnen de pees voltrekken bij het ontstaan van de aandoening en bij het genezen ervan.

Histologische kenmerken van aangedaan peesweefsel bij een chronische tendinose zijn de volgende:
- Er worden *geen* ontstekingscellen gevonden in chronisch pijnlijke achillespezen.[2,3] Er is dan ook geen sprake van inflammatie. Het is daarom beter om te spreken van een *tendinose* dan van een *tendinitis*.
- Er bestaat een verhoogde mate van ingroei van bloedvaten.[4-6] De klinische betekenis hiervan is groot; het blijkt namelijk zo te zijn dat alleen *pijnlijke* (achilles)pezen deze ingroei van bloedvaatjes vertonen. Zodra na een periode van excentrisch trainen de pijn verdwenen is, blijken ook de bloedvaatjes te zijn verdwenen.

- Er bestaat een verhoogde mate van innervatie binnen de achillespees. Vrije zenuwuiteinden groeien in de nabijheid van de nieuw gevormde bloedvaatjes het gedegenereerde weefsel in en zijn van belang bij de registratie van pijn binnen de pees.[7]
- Er wordt een verhoogde concentratie van de neurotransmitter 'glutamaat' aangetroffen; deze stof stimuleert de prikkelgeleiding van zenuwen en is dan ook van betekenis bij pijngewaarwording. Samen met de verhoogde ingroei van vrije zenuwuiteinden vormt dit gegeven een goede verklaring voor het feit dat 'tendinotische' pezen pijnlijk zijn.

> Onderzoek van Alfredson en Lorentzon (2003) naar de glutamaatconcentraties binnen een achillespees toont dat na succesvol behandelen van achillespeestendinose – door middel van excentrische spierversterking – de glutamaatconcentratie binnen de pees weliswaar *niet* verandert, maar dat wel de bloedvaatjes – en daarmee ook de vrije zenuwuiteinden – verdwijnen; dit laatste verklaart waarom de pijn in succesvol behandelde pezen eveneens verdwijnt.[8]

- Er worden meer fibroblasten (zich delende tenocyten) aangetroffen in tendinotisch peesweefsel dan in gezond peesweefsel.
- Er bestaat een *toename* van de hoeveelheid grondsubstantie tussen de vezels en de cellen. Grote hoeveelheden lange proteoglycaanketens vallen op. De peesvezels worden door de grote hoeveelheid grondsubstantie uit elkaar geduwd en de pees wordt hierdoor dikker.
- Er is een afname van de hoeveelheid collageen-I-vezels die normaalgesproken in gezond weefsel bestaat, maar er is een toename van de hoeveelheid collageen III, een type weefsel dat gewoonlijk in eerste instantie geproduceerd wordt door de fibroblasten in antwoord op weefselbeschadiging. Deze reparatievezels zijn zwakker dan collageen I.[9]
- De *oriëntering* van de collagene vezelstructuur is in negatieve zin veranderd.
- Dikwijls worden partiële rupturen aangetroffen in een gedegenereerde pees; rupturen en tendinose blijken vaak samen te gaan: bij operatie van achillespeestendinose vindt men in een kwart van de gevallen partiŠle peesrupturen.[10]

De verhoogde mate van ingroei van bloedvaten, het grote aantal fibroblasten en de toename van de hoeveelheid grondsubstantie en collageen III zijn kenmerken die ook gezien worden bij wondgenezingsprocessen. Wat ontbreekt zijn de eerder genoemde ontstekingscellen. Gedegenereerd peesweefsel is dus niet inflammatoir. Tendinose kan, in tegenstelling tot

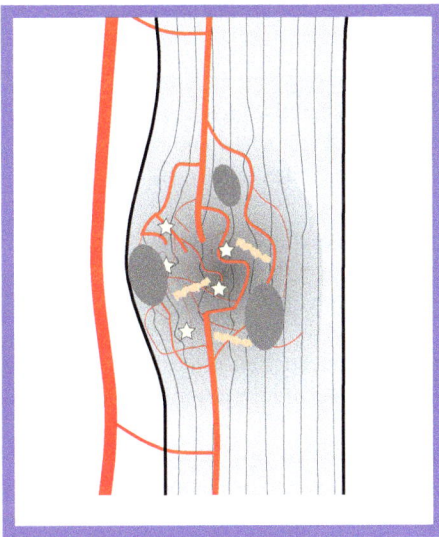

Figuur 2a-1
Voorstelling van een aantal degeneratieve processen in peesweefsel: zwelling, partiële rupturen, necrotische plekken, kalkhaardjes, verstoring van een juiste oriëntering van collagene vezels en neovascularisatie.

normale wondgenezing, maanden voortduren zonder dat enige verandering van de situatie optreedt. Deze vorm van pathologie is als volgt te beschrijven:

> Tendinose:
> Een vergeefse poging van peesweefsel om zich te herstellen; hierbij ontstaat het beeld van slecht georganiseerde collagene (III) vezels, gescheiden door een overmaat van grondsubstantie met daarin verspreide hypervasculaire en hypercellulaire gebieden.

Classificatie

Chronische achillespeestendinose kan worden ingedeeld in twee vormen;
1 de *mid-portion tendopathie* bevindt zich 2 tot 6 cm proximaal van de insertie van de pees;
2 de – veel minder frequent voorkomende – *insertietendopathie* bevindt zich binnen 2 cm afstand van de insertie.

Therapie mid-portion tendopathie

Excentrische krachttraining

De mid-portion tendopathie komt het meest voor en is volgens de laatste inzichten het best te behandelen met excentrisch toegepaste krachttraining.[11] Diverse onderzoeken tonen goed resultaat in 60 tot 90% van de gevallen. Het trainingsprogramma is te vinden in *bijlage 6*.

Lopen op de juiste ondergrond

Bij hervatting van de training is het waarschijnlijk verstandig om op asfalt te lopen. Gebleken is namelijk dat wanneer op zand gelopen wordt, het risico op een mid-portion achillestendinose met een factor 10 toeneemt.[1]

Andere conservatieve therapieën

Er is nog *geen* duidelijk bewijs voor de effectiviteit van extracorporeal-shockwavetherapie, corticosteroïdinjecties of injecties met andere middelen.

Corticosteroïden

Corticosteroïdinjecties hebben meestal enig kortdurend effect maar er zijn aanwijzingen dat op lange termijn het effect juist ongunstig is; het zou de duur van de aandoening verlengen. Bovendien bestaat er risico op een ruptuur.[12] Patiënten die oraal langdurig corticosteroïden gebruiken (prednison!), lopen juist een verhoogd risico op degeneratie en spontane rupturen van de achillespees. Terughoudend beleid met betrekking tot corticosteroïdinjecties wordt dus aangeraden.

Andere injecties

Injectie met andere middelen dan corticosteroïden is eveneens omstreden. Zo wordt er geïnjecteerd met middelen die de bloedvaten binnen de pees vernietigen (scleroserende injecties), maar ook met middelen die de bloedvaten juist verwijden. Aangezien beide injectievormen nog vrij experimenteel zijn en bovendien invasief, verdient conservatieve behandeling met excentrische krachttraining de voorkeur.

Schoeisel

Het gebruik van speciale inlegzooltjes, hakverhoging of andere schoenaanpassingen heeft waarschijnlijk geen zin. Onderzoek hiernaar heeft tot dusver geen duidelijk resultaat opgeleverd.[11]

Operatieve behandeling

Een operatie wordt uiteraard pas toegepast als allerlei conservatieve maatregelen geen resultaat hebben gehad. Dit gebeurt in ongeveer 29% van de gevallen.[13]

Er worden verschillende operatieve technieken beschreven. Gewoonlijk wordt tijdens de operatie abnormaal gedegenereerd peesweefsel geëxcideerd. Als een groot deel van de pees wordt geëxcideerd, is soms een reconstructie nodig met behulp van peesweefsel uit de omgeving van de aangedane locatie.

Tijdens de revalidatie van de patiënt zal zich nieuw, gezond peesweefsel vormen op de plek waar het aangedane weefsel is weggehaald. Het herstel duurt gewoonlijk zeer lang. Afhankelijk van de grootte van het letsel is dikwijls een revalidatieperiode nodig van vier tot twaalf maanden.

Resultaten van een operatie

Het succes van achillespeesoperaties varieert van 70 tot 85%.[14] Dat betekent dat bij 15 tot 30% de resultaten onbevredigend zijn. Daar komt bij dat in circa 10% van de gevallen complicaties optreden. Men dient een operatie pas te overwegen als drie tot zes maanden conservatieve behandeling gefaald heeft. Als toch geopereerd wordt, zijn op lange termijn de subjectief ervaren resultaten goed. Objectief blijven er echter verschillen meetbaar ten opzichte van de niet-geopereerde gezonde zijde. Zo blijft de geopereerde zijde meetbaar zwakker dan de gezonde zijde.[15] Verder blijkt op middellange termijn de mate van botdichtheid van de calcaneus aan de geopereerde zijde te zijn verminderd. Recent onderzoek toonde op lange termijn nog afwijkende structurele veranderingen in de pees; geopereerde pezen bleven onder andere dikker dan die aan de niet-geopereerde zijde.[16]

Therapie insertietendopathie van de achillespees

Zoals eerder vermeld: de insertietendopathie is conservatief slechter behandelbaar dan de mid-portion tendopathie. Vaak moet een insertietendopathie uiteindelijk worden geopereerd. Uiteraard zal men in eerste instantie toch eerst conservatief beleid een kans geven. Recent onderzoek naar aangepaste excentrische krachttraining biedt weer enige hoop op goed resultaat. Uit deze pilotstudie bleek dat wanneer de excentrisch krachttraining op een zodanige manier wordt toegepast dat de hiel niet beneden de voorvoet komt en er dus geen rek optreedt van de kuitspieren (en achillespees), de resultaten veel beter zijn. Dorsaalflexie van de voet is bij deze training dus 'verboden'. In twee derde van de gevallen werd goed resultaat bereikt na drie maanden krachttraining.[17]

Literatuur

1 Knobloch K, Yoon U, Vogt PM. Acute and overuse injuries correlated to hours of training in master running athletes. Foot Ankle Int 2008;29(7): 671-6.
2 Alfredson H, Lorentzon R. Chronic Achilles tendinosis. Sports Med 2000; 29(2):135-45.
3 Alfredson H, Lorentzon R. Chronic tendon pain: no signs of chemical inflammation but high concentrations of the neurotransmitter glutamate. Implications for treatment? Curr Drug Targets 2002;3(1):43-54.
4 Tallon C, Maffulli N, Ewen SW. Ruptured Achilles tendons are significantly more degenerated than tendinopathic tendons. Med Sci Sports Exerc 2001; 33(12):1983-90.
5 Ohberg L, Lorentzon R, Alfredson H. Neovascularisation in Achilles tendons with painful tendinosis but not in normal tendons: an ultrasonographic investigation. Knee Surg Sports Traumatol Arthrosc 2001;9(4):233-38.
6 Weinberg EP, Adams MJ, Hollenberg GM. Color Doppler sonography of patellar tendinosis. AJR Am J Roentgenol 1998;171(3):743-4.
7 Alfredson H, Ohberg L, Forsgren S. Is vasculo-neural ingrowth the cause of pain in chronic Achilles tendinosis? An investigation using ultrasonography

and colour Doppler, immunohistochemistry, and diagnostic injections. Knee Surg Sports Traumatol Arthrosc 2003;11(5):334-8.
8 Alfredson H, Lorentzon R. Intratendinous glutamate levels and eccentric training in chronic Achilles tendinosis: a prospective study using microdialysis technique. Knee Surg Sports Traumatol Arthrosc 2003;11(3):196-9. Epub 2003 Apr 24.
9 Cook JL, Khan KM, Purdam C. Achilles tendopathy. Manual Ther 2002; 7(3):121-30.
10 Åström M. Partial rupture in chronic Achilles tendinopathy. A retrospective analyses of 342 cases. Acta Orthoped Scand 1998;69(4):404-07.
11 Magnussen RA, Dunn WR, Thomson AB. Nonoperative treatment of midportion Achilles tendinopathy: a systematic review. Clin J Sport Med 2009; 19(1):54-64.
12 Fredberg U, Bolvig L, Pfeiffer-Jensen M, Clemmensen D, Jakobsen BW, Stengaard-Pedersen K. Ultrasonography as a tool for diagnosis, guidance of local steroid injection and, together with pressure algometry, monitoring of the treatment of athletes with chronic jumper's knee and Achilles tendinitis: a randomized, double-blind, placebo-controlled study. Scand J Rheumatol 2004;33(2):94-101.
13 Paavola M, Kannus P, Paakkala T, Pasanen M, Järvinen M. Long-term prognosis of patients with achilles tendinopathy. An observational 8-year follow-up study. Am J Sports Med 2000;28(5):634-42.
14 Rees JD, Maffulli N, Cook J. Management of tendinopathy. Am J Sports Med 2009, Apr 3 [Epub ahead of print].
15 Ohberg L, Lorentzon R, Alfredson H. Good clinical results but persisting side-to-side differences in calf muscle strength after surgical treatment of chronic Achilles tendinosis: a 5-year follow-up. Scand J Med Sci Sports 2001; 11(4):207-12.
16 Alfredson H, Zeisig E, Fahlström M. No normalisation of the tendon structure and thickness after intratendinous surgery for chronic painful midportion Achilles tendinosis. Br J Sports Med 2008 Oct 16. [Epub ahead of print]
17 Jonsson P, Alfredson H, Sunding K, Fahlström M, Cook J. New regimen for eccentric calf-muscle training in patients with chronic insertional Achilles tendinopathy: results of a pilot study. Br J Sports Med 2008;42(9):746-9. Epub 2008 Jan 9.

3 Ruim een jaar bestaande hielpijn bij een 32-jarige langeafstandloper

Marc Martens

Ruim een jaar geleden ontstond pijn aan de rechterhiel van een nu 32-jarige langeafstandloper. De progressieve pijn ontstond in de eerste maanden alleen ná het lopen, maar later ook aan het begin van de looptraining. De pijn bleef na het lopen soms wel vier dagen bestaan en was vooral erg in de ochtend. Ook was zijn voet dan gedurende enkele uren zeer stijf. Wedstrijden lopen (patiënt was gespecialiseerd in 10 km, 10 Engelse mijl en halve marathon) was al na vier maanden niet meer mogelijk vanwege de hevige hielpijn aan het begin van de loop. De pijn verminderde wel tijdens het lopen, maar maakte een goede prestatie onmogelijk.

Patiënt bezocht een sportarts die hem in eerste instantie een podotherapeutisch onderzoek adviseerde om een biomechanisch verantwoorde inlegzool te maken. In een periode van ruim acht maanden, met vele rustperioden variërend van twee weken tot twee maanden, probeerde hij vier verschillende soorten inlegzolen, die echter geen enkele verbetering gaven. Steeds kwam de pijn in hevige mate terug. Ook medicatie (NSAID's) en fysiotherapie boden geen soelaas.

Bloed- en conventioneel röntgenonderzoek leverden niets op.

Op advies van de sportarts schakelde patiënt in de laatste zes maanden over op fietsen, waarbij hij geen last ondervond van zijn hiel. Daar het fietsen hem echter niet zoveel voldoening gaf, zocht hij verder naar een oplossing.

Status praesens

Momenteel heeft patiënt al ruim een maand niet meer getraind, maar gisterenavond heeft hij omwille van het onderzoek een half uur getracht te lopen. Het onderzoek vindt plaats de volgende ochtend om 9 uur. Patiënt heeft nu zoveel pijn dat hij echt mank loopt.

De pijn wordt door patiënt ter hoogte van het proximodorsale aspect van de rechterhiel gelokaliseerd. Er is geen uitstraling.

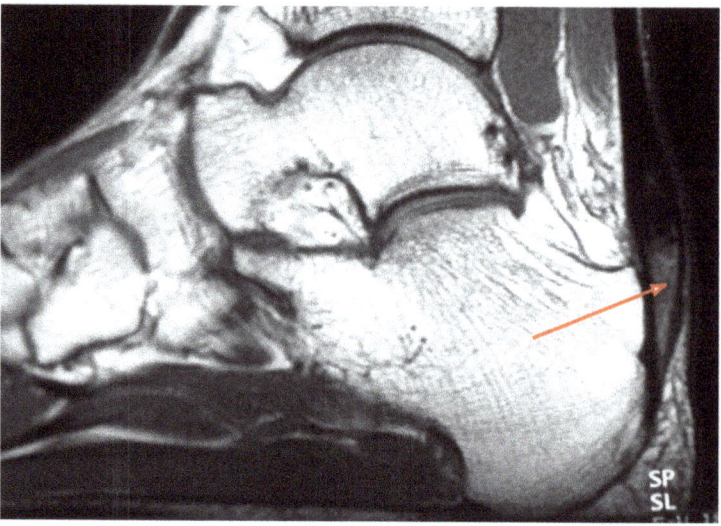

Figuur 03-1
MRI toont forse degeneratieve verschijnselen en zwelling van de achillespees, ter hoogte van de proximale helft van het tuber calcanei (zie pijl). Het gezonde peesweefsel ziet zwart. Er lijkt een conflict te bestaan tussen de apofyse en de pees.

Inspectie

Patiënt loopt mank, want hij kan zijn rechtervoet niet afwikkelen vanwege de pijn.

Juist proximaal van het dorsale aspect van de calcaneus is een duidelijke zwelling zichtbaar; de lokale kleur van de huid is normaal.

Palpatie

De zwelling, juist proximaal van de insertie van de achillespees, is zeer drukpijnlijk en voelt zeer vast aan.

Functieonderzoek

Tenenstand van de rechtervoet is pijnlijk, springen op de voet is onmogelijk vanwege de pijn.

De mobiliteit van de enkel, het onderste spronggewricht en de tarsale gewrichten is normaal.

Interpretatie De klachten, die aanvankelijk alleen ná belasting ontstaan en later ook tijdens belasting, vooral aan het begin, zijn kenmerkend voor een peesprobleem.

De plaats van de drukpijn bevindt zich juist proximaal van de insertie van de achillespees. Dit is een ongewone lokalisatie voor een tendinitis of tendinose van de achillespees; bij de meeste patiënten ligt het probleem 2 tot 6 cm proximaal van het tuber calcanei.

Aanvullend onderzoek

Het röntgenonderzoek (patiënt had zijn röntgenbeelden meegebracht) is negatief, misschien afgezien van een wat prominente apofyse van het tuber calcanei. We besluiten MRI-onderzoek te verrichten.

Het MRI-beeld toont duidelijk forse degeneratieve verschijnselen van de achillespees, precies ter hoogte van de proximale helft van het tuber calcanei. De zwelling van de pees loopt door tot in het gezonde weefsel (zwart op de foto). Er lijkt een conflict te bestaan tussen de apofyse en de pees.

Diagnose

Tendinose van de achillespees ter plaatse van de proximale helft van het tuber calcanei

Onderzoek van Fahlstrom (2003) toont dat conservatief behandelen van chronische tendinose van de achillespees ter plaatse van de calcaneus door middel van excentrisch spierversterken (volgens *bijlage 6*) niet zinvol is.[1] Dit in tegenstelling tot achillespeestendinose die zich 2 tot 6 cm proximaal van de calcaneus bevindt (mid-portion achillespeestendinose). Daarbij is een dergelijk oefenprogramma juist zeer zinvol.

Recent onderzoek van Jonnsson e.a. (2008) naar de effecten van excentrische krachttraining op een *aangepaste manier* bij 'insertietendinose' biedt misschien toch nog mogelijkheden voor fysio-, kinesi-, en oefentherapeuten om de aandoening te behandelen.[2] Uit deze pilotstudie bleek dat, wanneer de excentrisch krachttraining op een zodanige manier wordt toegepast dat de hiel niet beneden de voorvoet komt en er dus geen rek optreedt van de kuitspieren (en achillespees), de resultaten veel beter zijn. Dorsaalflexie van de voet is bij deze training dus 'verboden'. In twee derde van de gevallen werd goed resultaat bereikt na drie maanden krachttraining. Deze hoopgevende inzichten bestonden nog niet toen bovenstaande patiënt behandeld werd.

Therapie

De patiënt wordt aanbevolen zich te laten opereren, wil hij weer kunnen hardlopen. Tijdens de ingreep blijkt er forse necrose van de pees te bestaan met verschillende partiële rupturen. De pees wordt zo optimaal mogelijk gedebrideerd en het meest prominente deel van de calcaneusapofyse wordt gereseceerd.

Follow-up Postoperatief wordt de voet tien dagen in gips geïmmobiliseerd, gevolgd door een brace, met progressieve toename van de dorsaalflexie van de enkel (de beginstand is 20 graden plantairflexie).
Een maand na de ingreep kan patiënt gaan zonder brace en wordt de belasting zeer geleidelijk opgevoerd.
Drie maanden postoperatief wordt de looptraining hervat.
Weer een maand later zijn de klachten zo goed als verdwenen en is er alleen nog sprake van een lichte stijfheid na het lopen.

Literatuur

1 Fahlstrom M, Jonsson P, Lorentzon R, Alfredson H. Chronic Achilles tendon pain treated with eccentric calf-muscle training. Knee Surg Sports Traumatol Arthrosc 2003;11(5):327-33.
2 Jonsson P, Alfredson H, Sunding K, Fahlström M, Cook J. New regimen for eccentric calf-muscle training in patients with chronic insertional Achilles tendinopathy: results of a pilot study. Br J Sports Med 2008;42(9):746-9. Epub 2008 Jan 9.

4 Pijn in voeten en knieën bij een 10-jarige voetbalster

Koos van Nugteren

Een jonge voetbalster kreeg geleidelijk pijn in beide voeten. De pijn trad vooral op tijdens en na wedstrijden en trainingen. Als ze begon met voetballen was er niets aan de hand maar na een half uur ontstond in toenemende mate pijn in vrijwel de hele voet (beiderzijds). De meeste pijn werd gevoeld aan de hiel. Als ze een week rust nam, verdween het probleem vanzelf weer. Zodra ze echter weer ging voetballen kwam de pijn weer terug. Na een half jaar kreeg ze ook nog anterieure kniepijn, links meer dan rechts. Ook deze pijn was zeer afhankelijk van de mate van belasten. Vooral hardlopen (sprinten!) provoceerde pijn.

Anderhalf jaar na het begin van de klachten had patiënte zo veel last dat ze in het dagelijks leven vaak mank liep. Zij raadpleegde de huisarts die haar vervolgens doorstuurde naar de fysiotherapeut wegens 'tendinitis' van de achillespezen en 'knieklachten'.

Nota bene: patiënte speelt behalve voetbal ook tennis en traint voor beide sporten diverse keren per week.

Status praesens

Patiënte heeft in rust geen pijn. Bij wandelen en – vooral – bij hardlopen ontstaat pijn aan de voorzijde van (vooral) de linkerknie, de achterzijde van de voeten, de mediale zijde van voeten en de bal van de voeten. De linkervoet is duidelijk pijnlijker dan de rechtervoet.

Inspectie

In stand: geen bijzonderheden. Wel is er sprake van syndactylie van de tweede en derde teen beiderzijds (*figuur 4-1*). Bij navraag blijkt dat ongeveer de hele familie van moeders kant dit heeft.

Lopen: het looppatroon is enigszins mankend. Patiënte zet de linkervoet vlak neer; zij vermijdt kennelijk op de hiel terecht te komen bij het neerzetten van de linkervoet en een goede afzet te maken. Zij zegt hierbij enige pijn mediaal onder de voet te voelen.

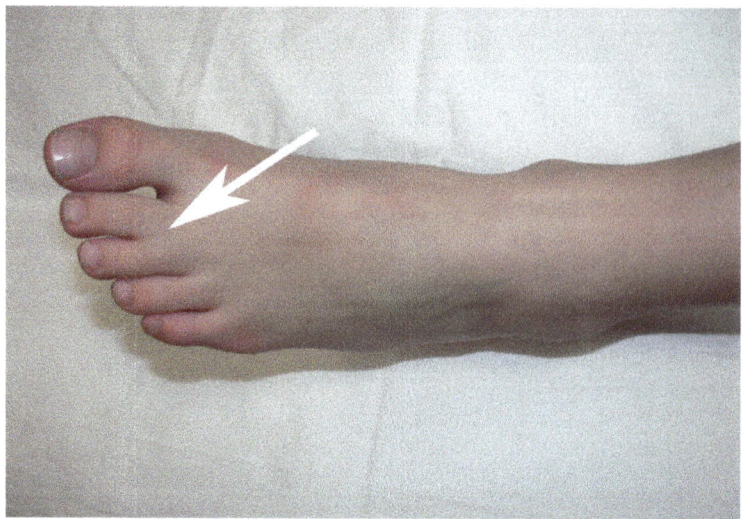

Figuur 4-1
Er is sprake van syndactylie van de tweede en derde teen.

Op de tenen lopen is heel lastig: het is pijnlijk onder de bal van de voet en mediaal onder de voet.

Op de hielen lopen (op blote voeten) provoceert veel pijn achter en onder de hiel.

Inspectie van de schoenen: patiënte heeft schoenen met vrij dunne zolen. De binnenzijde van de zool is vrijwel vlak.

> Syndactylie is een vrij veel voorkomende afwijking van tenen of vingers. Meestal betreft het de tweede en derde teen maar het kan in principe aan iedere teen voorkomen. De vergroeiing van de twee aangrenzende tenen kan partieel of volledig zijn. In zeldzame gevallen kunnen ook de teennagels van beide tenen met elkaar vergroeid zijn. Syndactylie geeft doorgaans geen klachten en is vooral een cosmetisch probleem.

Algemene palpatie

Geen bijzonderheden; er is geen sprake van zwelling of temperatuurverhoging.

Functieonderzoek

– Op de hurken zitten provoceert enige pijn aan de voorzijde van de linkerknie.

- Passieve bewegingen en weerstandstests van de knie-, enkel- en alle voetgewrichten: geen bijzonderheden.
- Decline-squattest; deze test provoceert pijn aan de voorzijde van de knie.
- Spierlengte van de hamstrings: aan de linkerzijde zijn de hamstrings sterk verkort.

Specifieke palpatie

- De onderpool van de linkerpatella is drukpijnlijk.
- De tuberositas tibiae is beiderzijds niet drukpijnlijk.
- De achterzijde van de linkerhiel is zeer drukpijnlijk.
- De achillespees is niet drukpijnlijk.
- Het os naviculare is linkszijdig drukpijnlijk.
- De kopjes van de ossa metatarsalia II t/m IV zijn linkszijdig zeer drukpijnlijk.

Bovenstaande lokalisaties vertonen eveneens kloppijn; licht tikken provoceert al pijn.

In mindere mate worden dezelfde bevindingen aangetroffen aan de heterolaterale rechterzijde.

Pijn wordt door deze patiënte gevoeld op plaatsen waar zich groeischijven bevinden. Deze lokalisaties zijn berucht om osteochondrotische afwijkingen. Hoge belasting van de betreffende groeischijven leidt gemakkelijk tot overbelasting, irritatie en (soms) inflammatie.[13]

Interpretatie

Bij deze patiënte is achtereenvolgens sprake van (aflopend in ernst):
- Apofysitis calcanei: de ziekte van Sever.* Drukpijn op de calcaneus, pijn bij het op de hielen lopen, het vermijden van een goede afzet van de voet en de *niet*-drukpijnlijke achillespees wijzen hierop. Bij de ziekte van Sever is sprake van irritatie of – in een vergevorderd stadium – avasculaire necrose van de calcaneusapofyse. Röntgenologisch is het moeilijk onderscheid te maken tussen een avasculaire necrose van groeikernen in de calcaneus en een gezonde calcaneusapofyse waarin verschillende normale botkernen groeien.[1]
- Epifysitis van de kopjes van de ossa metatarsalia II t/m V: ziekte van Köhler II. Deze aandoening wordt ook wel de ziekte van Freiberg genoemd; in vergevorderd stadium is sprake van avasculaire necrose van één of enkele kopjes van de metatarsalia.

Avasculaire botnecrose van een metatarsaal kopje in de voorvoet treedt meestal op in de leeftijdsgroep tussen 10 en 18 jaar en soms op volwassen leeftijd. De aandoening wordt bij meisjes vaker aangetroffen dan bij jongens (circa drie keer zo vaak) en bestaat soms bilateraal. Hoewel de oorzaak van de aandoening onbekend is, kunnen we aannemen dat behalve

---

* J.W. Sever beschreef de aandoening voor het eerst in 1912.

een insufficiënte bloedvoorziening ook mechanische factoren een rol spelen. Opvallend vaak heeft de patiënt een spreidplatvoet;[2] hierdoor kunnen onfysiologisch hoge belastingen optreden tijdens de afzet van de voet op de kopjes van de centrale metatarsalia. Het (meestal langste) os metatarsale II is hierbij het kwetsbaarst; dit metatarsale botje blijkt ook het gevoeligst voor stressfracturen.[3] Zware belasting op het aangedane metatarsale kopje veroorzaakt op lange termijn afplatting van de normaliter ronde gewrichtskop. Op den duur kan het gewrichtskraakbeen beschadigd raken en kan deformatie van het gewricht optreden.

Bij bovenstaande patiënte is sprake van forse herkenbare drukpijn op de betreffende metatarsaliakopjes. Vooralsnog gaan we uit van een milde vorm van epifysitis.
- Ziekte van Köhler I.* De ziekte van Köhler betreft een avasculaire necrose van het os naviculare. De aandoening komt het meest voor bij kinderen tussen 3 en 8 jaar en wordt meer gezien bij jongens dan bij meisjes. Bovenstaande patiënte was 10 jaar. Het betreft hier een milde vorm van de ziekte van Köhler I . We zouden ook kunnen spreken van een forse irritatie van het os naviculare: bij patiënte is sprake van forse drukpijn op het os naviculare. Deze plek veroorzaakt vermoedelijk de pijn die mediaal onder de voet wordt gevoeld bij lopen en bij op de tenen lopen.
- Apofysitis van de onderpool van de patella: ziekte van Sinding-Larsen en Johansson.** Hierop wijst de anterieure kniepijn die wordt geprovoceerd door:
  • de decline-squattest;
  • het op de hurken zitten (rekpijn);
  • palpatie van de onderpool van de patella.

Alle bovenvermelde aandoeningen kunnen ontstaan door overbelasting tijdens sprinten en springen. Vooral door het explosieve afzetten van de voet tijdens sprinten ontstaan enorme krachten op de relatief kwetsbare groeischijven van knieën en voeten.

Diagnose

- Ziekte van Sever
- Ziekte van Köhler I
- Ziekte van Köhler II
- Ziekte van Sinding-Larsen en Johansson

---

* *Alban Köhler was een Duitse radioloog (1874-1947). Hij beschreef de aandoening in 1908.*
** *Sinding-Larsen en Johansson beschreven onafhankelijk van elkaar de apofysitis van de patella.*

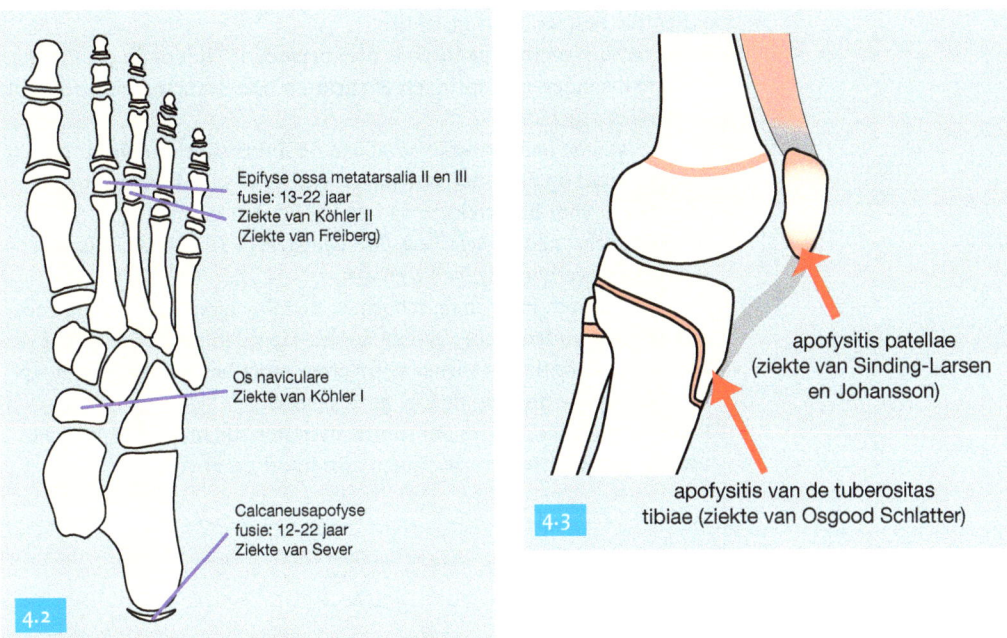

Figuur 4-2
Drie lokalisaties van veelvoorkomende osteochondrotische afwijkingen van de voet bij kinderen.

Figuur 4-3
Twee veelvoorkomende lokalisaties van apofysitiden in de knie bij kinderen: de tuberositas tibiae en de onderpool van de patella.

Therapie

Bovenstaande benamingen ('ziekte van') suggereren dat het gaat om ernstige aandoeningen. In werkelijkheid moeten deze aandoeningen beschouwd worden als overbelastingsproblemen* die meestal vanzelf verdwijnen door tijdelijk ontlasten of minder belasten van de aangedane lokalisaties. Bij een ernstige osteochondrose is volledig ontlasten van de betreffende lokalisatie nodig. In dergelijke gevallen wordt gips toegepast of worden krukken voorgeschreven.

Een probleem is dat de 'aandoening' gemakkelijk recidiveert als de patiënt – na een periode van rust – weer gaat sporten. Soms duurt het anderhalf jaar voordat de klacht definitief verdwijnt. In deze periode worden sport en rust meestal afgewisseld.

Als men besluit volledig te stoppen met de provocerende sport, is het probleem meestal snel opgelost. De hier besproken patiënte wil het voetballen echter niet opgeven.

---

* Uitgebreide informatie over dit onderwerp is te vinden in een eerder verschenen boek van Orthopedische Casuïstiek: *Kinderorthopedie: de kwetsbaarheid van het jeugdige skelet. Hoofdstuk 7: Addendum: apofysitis: pathologie of surmenage?*

De therapie bestaat in dit geval uit:
- Sportverbod (voetbal) gedurende drie maanden. Tijdens de gymles mag zij drie maanden niet springen of sprinten. De eerste weken wordt ook hardlopen afgeraden.
- Rekken van de hamstrings, vooral aan de linkerzijde: dit wordt gedaan om de kracht op de onderpool van de patella te verminderen tijdens hardlopen. Voor het strekken van de knie is dan immers minder 'quadricepskracht' nodig (*figuur 4-4*). De hamstrings zijn linkszijdig nog steeds sterk verkort (*figuur 4-6* en *4-7*).
- Gebruik van een inlay in de schoenen; de inlay moet het mediale voetgewelf goed ondersteunen om de kopjes van de metatarsalia en het os naviculare te ontlasten (*figuur 4-5*). Verder moet het een goede hielcup bevatten die de druk op de hiel goed verdeelt.
- Patiënte krijgt het advies om sportactiviteiten die niet pijnlijk zijn te intensiveren; fietsen en zwemmen zijn in dit geval veilig.

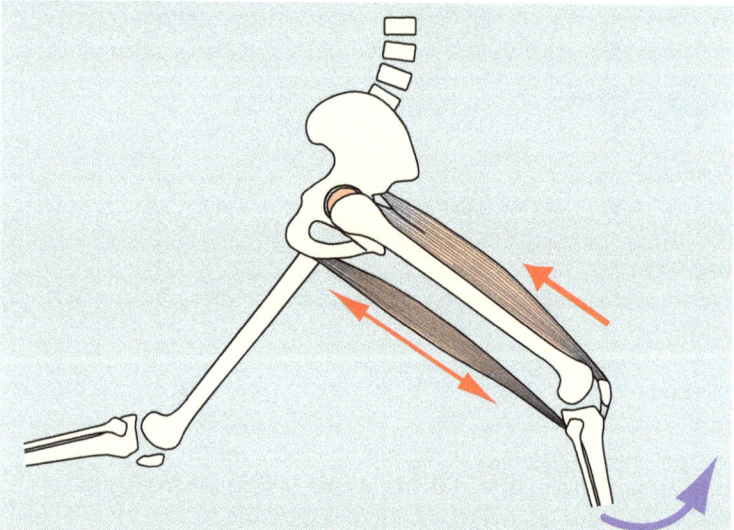

Figuur 4-4
Voor het strekken van de knie is minder 'quadricepskracht' nodig als de hamstrings goed opgerekt zijn.

Follow-up Patiënte heeft een maand later een controleafspraak; zij is dan voor het dagelijks leven klachtenvrij. Palpatie van de pijnlijke plaatsen toont echter nog steeds vrij forse drukpijn. Ik raad haar aan om het voetbalverbod van drie maanden vol te houden omdat de kans groot is dat de klacht anders weer terugkomt.

Na drie maanden is ook de drukpijn op de diverse lokalisaties sterk verminderd. Bij controle van de lengte van de hamstrings blijkt nog steeds een forse verkorting te bestaan aan de linkerzijde. Patiënte heeft niet heel trouw geoefend. Zij krijgt nog eens uitgebreide instructie over rekoefeningen die ze thuis kan uitvoeren. Samen met haar ouders gaat zij dit nu zeer consequent doen. Geleidelijk mag ze nu haar sportactiviteiten weer gaan hervatten. Om recidieven te voorkomen raad ik haar aan om voorlopig niet – naast het voetbal – ook weer te gaan tennissen; dit om de frequentie van piekbelastingen op de onderste extremiteiten lager te houden dan voorheen het geval was.

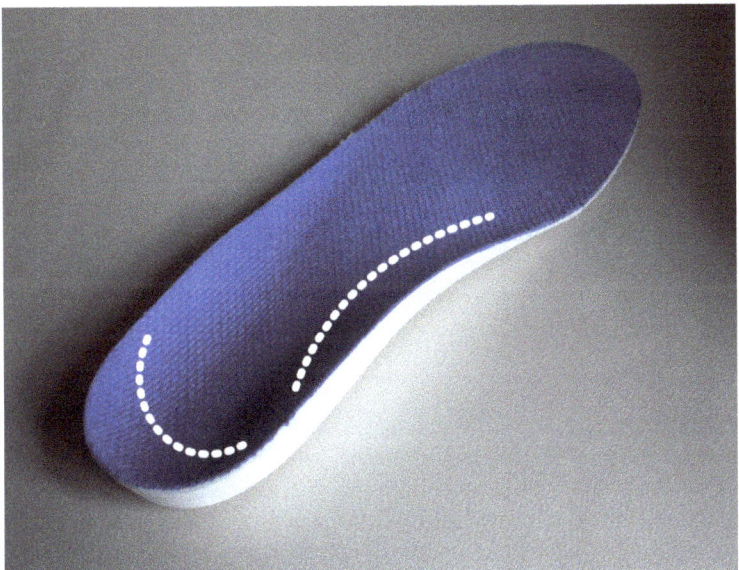

Figuur 4-5
Het inlegzooltje moet het mediale voetgewelf goed ondersteunen en een ronde hielcup bevatten die de druk op de hiel verdeelt.

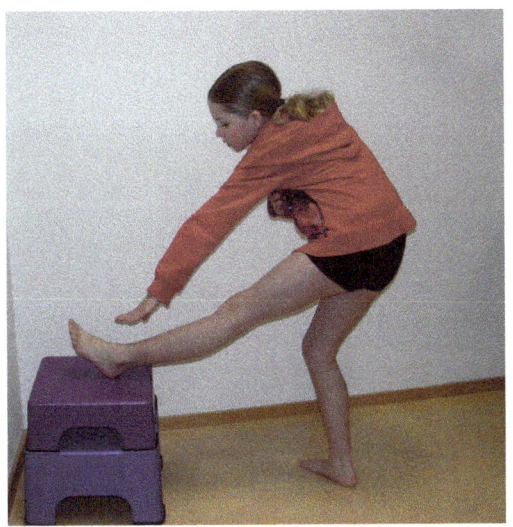 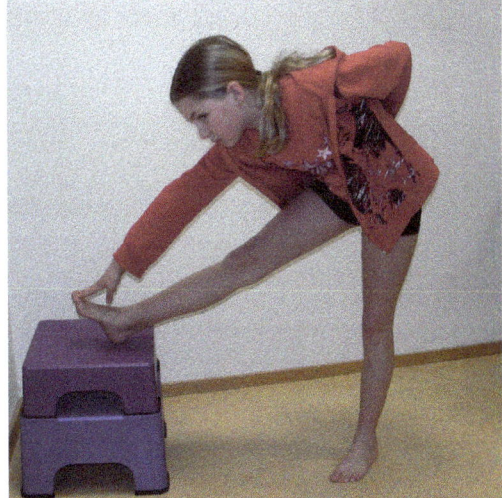

Figuur 4-6 en 4-7
De hamstrings zijn linkszijdig sterk verkort.

Tijdens een controleafspraak, een half jaar na het eerste consult, voetbalt patiënte weer. Zij heeft dan geen last meer. Bij palpatie van de voorheen aangedane structuren wordt alleen nog enige drukpijn op de achterzijde van de calcaneus gevoeld.

Rekoefeningen*

Gesteld kan worden dat 20 à 30 seconden statisch rekken, driemaal per dag, voldoende is om de spier-peeseenheid te 'verlengen'. Optimaal effect wordt dan bereikt in circa zeven weken.[4] Wanneer langer en/of frequenter wordt gerekt, wordt dit resultaat op kortere termijn bereikt en wanneer minder intensief wordt gerekt, wordt optimaal resultaat later bereikt. De effectiviteit van statisch spierrekken is afhankelijk van de spiergroep die gerekt wordt. De ene spier zal zich sneller aanpassen dan de andere.

Bespreking

Apofysitiden en epifysitiden zijn betrekkelijk veelvoorkomende overbelastingsblessures bij tieners die intensief sporten.** Vooral door springen of sprinten worden de groeischijven van de onderste extremiteit hoog belast. Meestal is relatieve rust voldoende om de aandoening te herstellen. Verder is het verstandig de antagonist te rekken. De *agonist* mag ook gerekt worden zo lang dit niet pijnlijk is ter plaatse van de insertie (de aangedane apofyse). Vaak zijn bi-articulaire spieren in de benen van tieners verkort omdat de beenderen harder groeien dan het spierstelsel.

Heel opmerkelijk bij deze jonge tiener was het feit dat veel groeischijven, op diverse lokalisaties, tegelijk waren aangedaan.

---

*   *Uitgebreide informatie over dit onderwerp is te vinden in een eerder verschenen boek van* Orthopedische Casuïstiek: Onderzoek en behandeling van spieraandoeningen en kuitpijn. *Hoofdstuk 5a: Addendum: spierrekken.*
** *Uitgebreide informatie over apofysitiden en epifysitiden is te vinden in een eerder verschenen boek van Orthopedische Casuïstiek: Kinderorthopedie; de kwetsbaarheid van het jeugdige skelet.*

5 Hielpijn bij een 21-jarige jongen, acuut ontstaan na een sprong

Koos van Nugteren

Toen een 21-jarige jongen op een avond met zijn vrienden op stap ging, moest hij op een bepaald moment van een hek afspringen. Hij kwam daarbij wat ongelukkig op het asfalt terecht. Omdat het nogal donker was kon hij de afstand tot de grond lastig inschatten, wat tot gevolg had dat hij hard met zijn hiel de straat raakte. Direct voelde hij hevige pijn in zijn hiel en hij moest zijn weg voortzetten door op de tenen te lopen. Hij droeg op dat moment lichte gymschoenen met een dunne zool.

De daaropvolgende dagen verbeterde de situatie nauwelijks. Tot een week na het trauma was hij gedwongen op de tenen te blijven lopen. Dat was erg vervelend aangezien hij voor een deel zijn geld moest verdienen met staand werk; hij was afwasser in een restaurant. Hij raadpleegde een week na het trauma de huisarts die vervolgens een röntgenfoto van de voet liet maken. Toen de röntgenfoto geen bijzonderheden toonde, werd patiënt naar de fysiotherapeut verwezen.

Twee weken na het trauma bezoekt patiënt de fysiotherapeut.

Status praesens

Er is sprake van pijn als patiënt loopt. De pijn treedt steeds op als hij met zijn hiel de grond raakt. In rust heeft hij sinds een paar dagen geen pijn meer.

Algemene inspectie en palpatie

Inspectie van het lopen toont een licht verkorte steunfase op het aangedane been. Patiënt zet voorzichtig de aangedane voet neer en heeft nog steeds de neiging enigszins op de tenen te lopen. De meeste pijn wordt gevoeld als ik hem op zijn hielen laat lopen.

Algemene palpatie van en rond de hiel toont geen bijzonderheden. De temperatuur is normaal en er is ook geen zwelling waarneembaar.

Inspectie van de schoen toont een zeer lichte schoen met een zeer dunne schoenzool. In de schoen ligt geen zooltje; de aangedane voet staat dus – ook in de schoen – op een vlakke, harde ondergrond.

Functieonderzoek

Het functieonderzoek van de voet is volledig negatief.

Specifieke palpatie

Pijn wordt alleen gevoeld bij diepe palpatie recht onder de calcaneus. Palpatie van de origo van de fascia plantaris is niet pijnlijk. Deze niet-pijnlijke origo bevindt zich namelijk iets anteromediaal van de pijnlijke plek recht onder de calcaneus.
 Knijpen in het zachte weefsel dat zich onder de calcaneus bevindt, provoceert herkenbare pijn voor de patiënt.

Interpretatie Kennelijk is hier sprake van traumatische beschadiging van het vetkussen dat zich onder de calcaneus bevindt. Het vetkussen heeft een schokdempende functie tijdens het lopen, vooral op het moment dat de hiel de grond raakt. Het vetkussen wordt versterkt door een soort frame van bindweefselstructuren. Beschadiging kan optreden door een trauma zoals hierboven beschreven werd, of door een trap van de hiel tegen een hard voorwerp. Soms kan ook geleidelijk – zonder voorafgaand trauma – irritatie van het vetkussen ontstaan.

Diagnose

Calcaneodynie ten gevolge van een contusie van het hielkussen

Therapie

De behandeling bestaat uit het maken of aanschaffen van een hielcup van zacht, schokdempend materiaal of een inlegzooltje met een geschikte zachte hielcup.
 Patiënt krijgt een inlegzooltje waarin een ronde, zachte hielcup is verwerkt (*figuur 4-5*). Dergelijke zooltjes hoeven niet altijd podotherapeutisch te worden vervaardigd; sommige sportschoenen hebben uitstekende inlegzooltjes voor voeten zonder standsafwijking; deze zooltjes zijn meestal vrij gemakkelijk in een sport- of schoenenwinkel te vinden.
 Verder krijgt patiënt het advies om de schoenen met zooltjes voorlopig ook binnenshuis te dragen. Ten slotte wordt hem aangeraden voorlopig even geen grote afstanden te lopen en geen (spring)sporten als basketbal, volleybal, zaalvoetbal en dergelijke te beoefenen.

Patiënt merkt tijdens het lopen met het zooltje direct verschil. De pijn is nu veel minder. Als ik hem enkele weken later telefonisch spreek, zijn de klachten volledig verdwenen.

Follow-up

Bespreking

Bij bovenstaande patiënt was de diagnose niet zo moeilijk te stellen. Soms, vooral bij geleidelijk optredende hielpijn, kan de diagnosticering lastig zijn. Hielpijn kan namelijk vele oorzaken hebben.

Differentiaaldiagnostisch kunnen we bij hielpijn onder andere denken aan:
- beschadiging of irritatie van het hielkussen (pijn bij palpatie van het hielkussen);
- fasciitis plantaris (de hiel is warm, drukpijn op origo, kan ook als reumatische enthesopathie voorkomen);
- fasciosis plantaris (de hiel is koel, drukpijn op origo);
- stressfractuur van de calcaneus (toenemende pijn tijdens lopen);
- botcyste in de calcaneus (lastig te herkennen beeld; kan door trauma symptomatisch worden);
- insertietendopathie van de achillespees (pijn aan achterzijde);
- ziekte van Sever (bij kinderen, pijn aan achterzijde).

6 Geleidelijk ontstane pijn onder de hiel bij een 84-jarige sportieve wandelaar

Koos van Nugteren

Nooit had deze 84-jarige fervente wandelaar last gehad van zijn voeten. Bijna dagelijks liep hij nog gemakkelijk een tiental kilometers. Ieder jaar liep hij nog zonder problemen de Vierdaagse van Nijmegen mee (4 × 30 km). Hij maakte zich dan ook zorgen toen geleidelijk pijn ontstond onder zijn linkerhiel. Eigenlijk kon hij nog steeds zonder problemen wandelen, echter na lange wandelingen kreeg hij consequent last onder zijn hiel. De meeste pijn had hij als hij 's morgens opstond uit bed en nog op kousen of blote voeten liep.

Hij bleef wandelen maar de afstanden werden minder vanwege ongerustheid over de conditie van de linkervoet. Vijf weken na het begin van de klachten bezoekt hij de fysiotherapeut.

Patiënt is kerngezond en heeft geen overgewicht.

Status praesens

Op het moment van het onderzoek zegt hij weinig last te hebben. De meeste pijn voelt hij 's morgens vroeg. Hoewel de hiel in rust niet echt pijnlijk is, voelt de patiënt wel steeds verschil tussen de gezonde en de aangedane zijde. De aangedane zijde blijft enigszins gevoelig.

Algemene palpatie

De linkerhiel voelt warmer aan dan de rechterhiel.

Inspectie

De hiel is iets dikker dan die aan de contralaterale zijde. De huid staat meer gespannen.

Het looppatroon is vrijwel normaal. Op de tenen lopen gaat goed. Echter als ik hem vraag op de hielen te lopen blijkt dit vrijwel onmogelijk. Volle belasting van de linkerhiel veroorzaakt hevige pijn.

Inspectie van zijn wandelschoenen: het betreft een goede wandelschoen. De zooltjes die erin liggen zijn echter vrij dun en vlak.

Functieonderzoek

Het functieonderzoek is volledig negatief. Vooral het oprekken van de fascia plantaris door extensie van de grote teen veroorzaakt geen pijn. Er zijn ook geen neurologische symptomen.

Specifieke palpatie

De origo van de fascia plantaris is niet pijnlijk. Forse druk recht onder op het hielbeen provoceert wel pijn.

Na palpatie aan de contralaterale zijde blijkt dat het vetkussen dat zich onder de aangedane linkerhiel bevindt, veel dikker is dan dat onder de asymptomatische rechterhiel. Het vetkussen onder de asymptomatische zijde voelt eigenlijk heel dun aan.

Interpretatie   Het vetkussen (*heel pad*) onder de calcaneus is warm, gezwollen en pijnlijk. Kennelijk is sprake van inflammatie. Waarom juist nu de inflammatie optreedt, is niet helemaal duidelijk. Patiënt heeft een maand voor het begin van de klachten een lange meerdaagse wandeltocht in Italië gemaakt. Misschien heeft de mate van belasting op het hielbeen de belastbaarheid overschreden. Bekend is dat op oudere leeftijd het vetkussen de neiging heeft te atrofiëren waardoor gemakkelijker irritatie kan optreden.

> **Diagnose**
>
> Calcaneodynie als gevolg van inflammatie van het vetkussen onder de calcaneus

Therapie

De behandeling bestaat uit het elimineren of verminderen van de mechanische irritatie. Patiënt krijgt het advies om minder ver te wandelen; hij dient de afstanden de komende paar maanden minstens te halveren. Verder krijgt hij een inlegzooltje met een goede ondersteuning van het mediale voetgewelf en een mooi gevormde hielcup (zie *figuur 4-5*).

Geleidelijk, in de loop van twee maanden, verminderen de klachten. Patiënt merkt wel dat hij het beste kan lopen op zijn favoriete wandelschoenen met het nieuwe inlegzooltje erin. Na drie maanden begint hij weer met de Vierdaagsetraining.

Bespreking

Het vetkussen onder de calcaneus bestaat uit kleine delen vetweefsel die van elkaar worden gescheiden door fibreuze septa. De met vet gevulde septa vormen drukkamers die de druk verdelen op de calcaneus tijdens lopen en staan. Dit systeem is uitstekend in staat om schokken te absorberen. Op oudere leeftijd kan het vetkussen verzwakt zijn. Vooral ouderen met overgewicht lopen dan ook een verhoogd risico het vetkussen te beschadigen of te irriteren. Dit leidt tot inflammatie en pijn.

De differentiaaldiagnose bij hielpijn is vaak lastig. Er zijn namelijk veel vormen van pathologie mogelijk rond de calcaneus. Patiënten met hielpijn kunnen bij MRI-onderzoek afwijkingen vertonen in diverse structuren; een verdikte fascia plantaris, beenmergoedeem in de calcaneus, peritendineus oedeem, rupturen van de origo van de fascia, atrofie van het hielkussen enzovoort.[1] Soms is wel sprake van een hielspoor en soms ook niet.

Bij klinisch onderzoek is inflammatie van het hielkussen vaak lastig te differentiëren van een fasciitis plantaris. In het geval van de inflammatie van het hielkussen geldt:
- er is sprake van een meer diffuse drukpijn;
- de drukpijn bevindt zich iets meer naar achteren dan in het geval van de fasciitis plantaris;
- de door de patiënt ervaren pijn bevindt zich recht onder de hiel terwijl de pijn van de fasciitis plantaris vaak ook naar voren (tot onder het voetgewelf) uitstraalt;
- het passief rekken van de fascia plantaris (zoals in *figuur 7-1*) is niet pijnlijk.

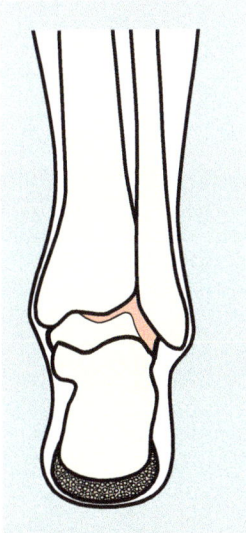

Figuur 6-1
Vereenvoudigde voorstelling van het vetkussen dat zich onder de calcaneus bevindt.

7 Pijn onder beide hielen bij een 26-jarige medewerker in de thuiszorg

Irma Pelgrim

Een 26-jarige jongeman kreeg geleidelijk pijn onder zijn beide hielen. De klachten waren ontstaan zonder voorafgaand trauma. De pijn voelde hij voornamelijk tijdens belasten. In rust verdween de pijn na verloop van tijd weer.

De jongeman deed niet aan sport maar wandelde wel veel. In de loop van enkele maanden kreeg hij meer last, waarna hij besloot een fysiotherapeut te raadplegen.

Algemene palpatie

De hielen zijn niet uitgesproken warm of gezwollen.

Inspectie

- Het betreft een normaal gebouwde jongen.
- Zijn voeten staan ietwat in pronatiestand.
- Er zijn geen verschillen tussen links en rechts.
- Zijn schoenen hebben een opvallend dunne zool.

Specifieke palpatie

Patiënt heeft drukpijn aan de onderzijde van beide hielen ter plaatse van de aanhechting van de fascia plantaris aan de calcaneus.

Functieonderzoek

- Er zijn geen bewegingsbeperkingen.

- Lengtetest van de kuitspieren (zowel m. gastrocnemius als m. soleus): iets verkort. De test provoceert in lichte mate herkenbare pijn *onder* de hiel.
- Patiënt heeft bij het lopen een 'huppelende gang'; tijdens de afzet van zijn voet duwt hij zijn hiel 'versterkt' van de grond.

Interpretatie Hier is duidelijk sprake van pathologie ter plaatse van de origo van de fascia plantaris. Deze aandoening wordt gewoonlijk een hielspoor of fasciitis plantaris genoemd. De *chronische* fasciitis plantaris betreft meestal geen ontsteking (inflammatie) maar degeneratie: histologisch worden er tekenen gevonden van fibrose en verdikking van de fascia plantaris ter plaatse van de aanhechting aan de processus medialis tuberis calcanei. Er bevinden zich echter *geen* ontstekingscellen in het aangedane weefsel; het weefsel is dan ook niet warm. Zowel klinisch als histologisch zijn bij een chronische fasciitis plantaris dus *niet* alle kenmerken aanwezig van een inflammatoir proces.[1,2] We zouden dus beter kunnen spreken van een fasciosis dan van een fasciitis. De term hielspoor is vaak ook niet juist omdat bij een fasciosis plantaris lang niet altijd sprake is van – op de röntgenfoto – zichtbare botvorming onder de hiel.

Diagnose

Fasciosis plantaris

Therapie

Een fasciosis plantaris wordt in eerste instantie conservatief behandeld. Enkele mogelijkheden hiervoor zijn:
- Excentrische krachttraining voor de kuitspieren volgens het oefenprogramma van *bijlage 6*: de fascia plantaris wordt tijdens deze oefeningen fors op spanning gebracht; de bedoeling hiervan is – analoog aan peesaandoeningen – om door afwisselende mechanische belasting de kwaliteit van het peesblad te verbeteren.
- Rekoefeningen voor zowel de fascia plantaris als voor de kuitspieren. De fascia plantaris wordt gerekt door een dorsaalflexie van de tenen terwijl ook de voet in dorsaalflexie wordt gehouden (*figuur 7-1*). Dosering: zie hoofdstuk 7a. Een alternatieve methode om de fascia plantaris te rekken is lopen op de tenen, eventueel verzwaard door het dragen van een rugzak.
- Gebruikmaking van een inlegzooltje dat de belasting onder de voet zodanig verdeelt dat de origo van de fascia plantaris wordt ontlast.
- Van corticosteroïdinjecties, extracorporeal-shockwavetherapie en spalken is de effectiviteit omstreden. Corticosteroïdinjecties hebben het nadeel dat ze kunnen leiden tot atrofie van het vetkussen onder de hiel of zelfs een ruptuur van de fascie.[3]

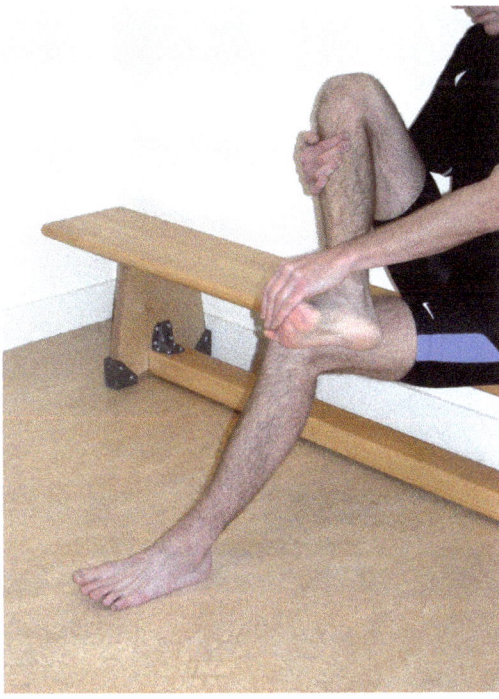

Figuur 7-1
Rekoefening voor de fascia plantaris: de fascia plantaris wordt hier gerekt door middel van een manuele dorsaalflexie van de grote teen. Vele andere uitvoeringen zijn denkbaar.

Als langdurig conservatief beleid geen resultaat oplevert, kan men operatieve behandeling overwegen.

De hier besproken patiënt krijgt instructies over schoenen/zolen en dergelijke en er wordt hem aangeraden met een goede schokdemping te lopen.

Verder krijgt hij een oefenprogramma voor excentrische krachttraining van de kuitspieren. Deze oefeningen zijn eigenlijk bedoeld voor behandeling van tendinose van de achillespezen. Er is hier echter sprake van een lichte verkorting van de kuitspieren; verder provoceert rek van de kuitspieren in lichte mate pijn onder de hiel. We proberen door het rekken van de kuitspieren de kwaliteit van de fascie te verbeteren; de fascia plantaris is immers in zekere zin te beschouwen als een voortzetting van de achillespees (*figuur 7-2*).

Follow-up

Na drie weken zie ik patiënt terug. Zijn klachten zijn dan duidelijk verbeterd. Hij heeft een paar goede sportschoenen gekocht met goede schok-

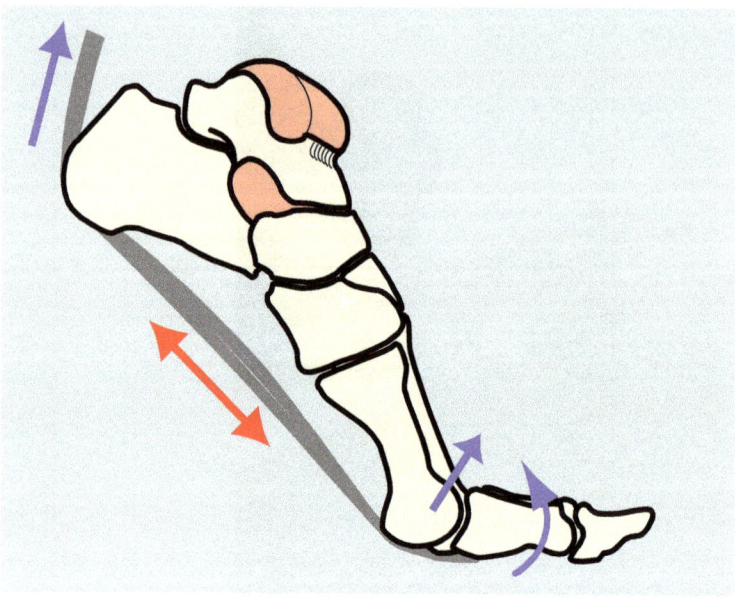

Figuur 7-2
De fascia plantaris is in zekere zin te beschouwen als een voortzetting van de achillespees.

demping en de lengte van zijn spieren is vrijwel normaal. Het trekkende gevoel onder zijn hiel is er nog wel maar alleen bij langdurig belasten.

Ik raad hem aan het oefenprogramma nog voort te zetten gedurende minstens drie maanden. In deze periode wordt de oefening geleidelijk verzwaard door het dragen van een rugzak.

Drie maanden na het begin van de behandeling is patiënt klachtenvrij.

Bespreking

Bij onderzoek is gebleken dat er bij het lopen grote trekkrachten op achillespees *en* aponeurosis plantaris ontstaan tijdens de afzet van de voet.[4] De trekkracht die de aponeurose moet ondergaan, kan meer bedragen dan het eigen lichaamsgewicht. Men trekt hieruit de conclusie dat de aponeurosis plantaris een belangrijke rol speelt in het overbrengen van achillespeeskrachten naar de voorvoet. Tijdens krachttraining van de kuitspieren (in tenenstand) zal de aponeurosis plantaris dus ook grote trekkrachten ondergaan. Dit mechanisme kan – analoog aan tendinosebehandeling – ervoor zorgen dat de kwaliteit van een gedegenereerde aponeurosis plantaris (fascia plantaris) zal toenemen. Het effect van de hier besproken behandeling met excentrische krachttraining is nog niet wetenschappelijk onderzocht. Het ligt echter voor de hand om de gedegenereerde peesplaat (de aponeurose ofwel de fascia plantaris) op dezelfde manier te behandelen als gedegenereerd peesweefsel.

Literatuur

1 Lemont H, Ammirati KM, Usen N. Plantar fasciitis: a degenerative process (fasciosis) without inflammation. J Am Podiatr Med Assoc 2003;93(3):234-7.
2 Wearing SC, Smeathers JE, Urry SR, Hennig EM, Hills AP. The pathomechanics of plantar fasciitis. Sports Med 2006;36(7):585-611.
3 Di Giuvanni C, Greisberg J. Foot & ankle. Core knowledge in orthopaedics. Philadelphia: Elsevier Mosby, 2007, pp. 196-99.
4 Erdemir A, Hamel AJ, Fauth AR, Piazza SJ, Sharkey NA. Dynamic loading of the plantar aponeurosis in walking. J Bone Joint Surg Am 2004;86-A(3):546-52.

7a Addendum: de fasciosis plantaris en het plantaire hielspoor: een gevolg van tractie of compressie?

Koos van Nugteren

Een symptomatische fasciosis plantaris is een aandoening van het centrale deel van de fascia plantaris, ook wel aponeurosis plantaris genoemd. Dit peesblad heeft zijn origo op de processus medialis tuberis calcanei. Een fasciosis plantaris gaat dikwijls gepaard met een botwoekering aan de plantaire zijde van de calcaneus, rond de origo van de aponeurosis. Dit zogeheten plantaire hielspoor moet men niet verwarren met het achilles-hielspoor dat zich aan de *achterzijde* van de calcaneus kan vormen (*figuur 7a-5*).

Anatomie

Een fascie is een bindweefselvlies dat een spier of spiergroep bedekt. Als er verdikkingen in de fascie zijn, zodanig dat het vlies het karakter krijgt van een peesplaat, dan spreekt men van een aponeurose. Het middengedeelte (van mediaal naar lateraal bekeken) van de fascia plantaris is het dikst en heeft 'aponeurotische' eigenschappen: dit deel is bijzonder sterk en kan mechanische ondersteuning van het voetgewelf bieden. De termen fascia plantaris en aponeurose worden vaak door elkaar gebruikt.

In tenenstand en bij het afzetten van de voet tijdens lopen, kan de achillespees *via de calcaneus* krachten overbrengen op de aponeurosis plantaris. Beide structuren hebben echter geen *directe* verbinding met elkaar.

Functie

Tijdens de afzet van de voet contraheren de kuitspieren. De calcaneus wordt van achteren naar proximaal getrokken. Tegelijkertijd ondergaat ook de voorvoet door het lichaamsgewicht een kracht naar boven en worden de tenen naar dorsaal geëxtendeerd (*figuur 1*). Dit alles brengt de aponeurosis plantaris op rek. De trekkrachten hierop kunnen het lichaamsgewicht overschrijden.[1] Wanneer men op de tenen gaat staan, ontstaat hetzelfde effect.

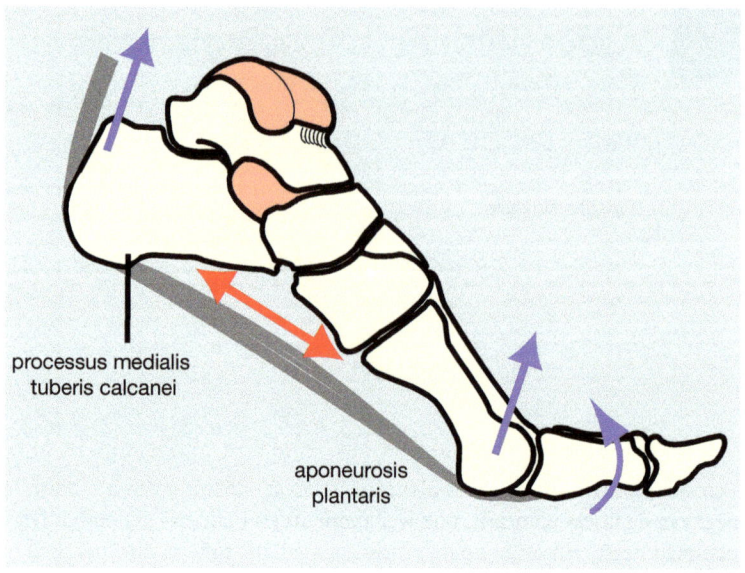

Figuur 7a-1
Tijdens de afzet van de voet wordt de aponeurosis plantaris op rek gebracht.

Incidentie

Ongeveer 15% van de bevolking heeft een hielspoor. Onder ouderen is dit percentage veel hoger. Menz e.a. (2008) vonden bij 216 personen tussen 62 en 94 jaar 119 hielsporen.[2] Dat is 55%. Het merendeel daarvan was klachtenvrij. Deze bevindingen worden ondersteund door onderzoek van Li en Muehleman (2007) die nog iets hogere percentages vonden: 62,5% bij 64 voeten van 32 personen in een leeftijdsgroep van 59-95 jaar.[13] Vrijwel alle hielsporen waren bilateraal aanwezig.

Personen met hielpijn hebben in ongeveer de helft van de gevallen een hielspoor.[3] Men vermoedt dat de vorming van hielsporen voor een deel hoort bij een natuurlijk verouderingsproces.

Enkele belangrijke bevindingen bij het onderzoek van Menz:
- Hoe ouder de persoon, hoe meer kans er bestond op een hielspoor.
- De meeste personen met een hielspoor (61%) hadden geen calcaneusklachten.
- Hielsporen waren vaker aanwezig bij personen die wel eens hielpijn hadden gehad of nog steeds hadden.
- Er was een sterke relatie tussen hielsporen en lichaamsgewicht (BMI). Maar liefs 45% van de obese personen had een hielspoor tegen slechts 9% van de niet-obese personen.

- Er was geen relatie tussen hielsporen en een afwijkend voetskelet; holvoeten, platvoeten en dergelijke leken geen invloed te hebben op het ontstaan van een hielspoor.
- Er was geen relatie tussen hielsporen en reumatische aandoeningen. Wel bleek er een relatie te bestaan tussen hielsporen en artrose elders in het lichaam.

Etiologie

Tot voor kort dacht men dat hielsporen werden veroorzaakt door overmatige tractie van de fascia plantaris aan zijn origo ter plaatse van de calcaneus. Hierdoor zou zich een osteofyt gaan vormen ter plaatse van de origo van de fascia plantaris. Daarbij zou tevens een inflammatie van de fascia plantaris ontstaan; een fasciitis plantaris. Verschillende zaken zijn echter in strijd met deze theorie:
– Lokalisatie: Een hielspoor bevindt zich lang niet altijd in de fascia plantaris. Vaak wordt deze gevormd in de directe omgeving ervan.[13]
– Fasciosis in plaats van fasciitis: Histologisch onderzoek van operatief verwijderd weefsel van de fascia plantaris (bij hielsporen) toont bijna altijd een *degeneratief* beeld van de fascia plantaris, zonder tekenen van inflammatie. We zouden dus – in geval van *chronische* pijn rond de origo van de fascia plantaris – moeten spreken van een fasci*osis* en niet van een fasci*itis*.[4]

Vermoedelijk kan vooral in het begin van de aandoening nog sprake zijn van inflammatie; de hiel voelt dan warmer aan dan de niet-aangedane zijde en in dergelijke gevallen is de term fasciitis plantaris dus wel correct.

Waarschijnlijk is overmatige botvorming onder de calcaneus eerder een gevolg van *compressie* dan van tractie. Enorme druk op een klein calcaneusoppervlak tijdens het lopen leidt tot reactieve botvorming, mogelijk als een reactie op kleine stressfracturen ter plaatse van de origo van de fascia plantaris.[12] Kadaveronderzoek ondersteunt deze theorie.[5] We zouden een hielspoor dus kunnen beschouwen als een fysiologische reactie van het lichaam op hoge belastingen. Een geïsoleerde fasciosis plantaris – zonder hielspoor – moet waarschijnlijk beschouwd worden als een beginstadium van de aandoening; de vorming van een hielspoor is een traag proces waar veel tijd voor nodig is.

Compressie in plaats van tractie

Ouderen hebben vaker een hielspoor dan jongeren. Dit komt doordat een hielspoor bij ouderen meer tijd heeft gehad om zich te vormen. Vorming van hielsporen is namelijk een geleidelijk proces, vergelijkbaar met osteofytvorming in geval van artrotische gewrichten.

Ouderen

Figuur 7a-2 en 7a-3
Enorme druk op een klein calcaneusoppervlak tijdens het lopen leidt tot reactieve botvorming. De cirkels tonen de processus medialis tuberis calcanei.

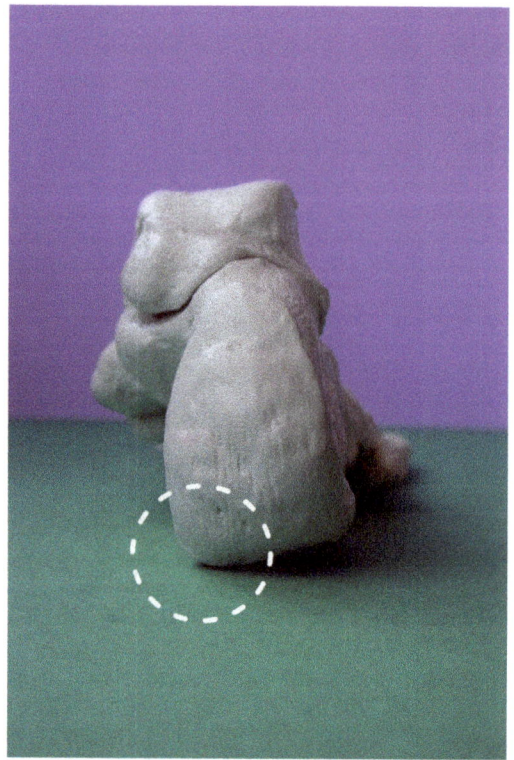

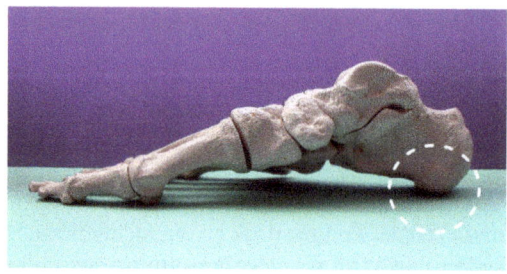

Botvormers

Het vermoeden bestaat dat bepaalde personen extra gevoelig zijn voor het vormen van zowel tractie- als compressieosteofyten. Personen met deze eigenschap worden ook wel 'botvormers' genoemd.[6]

Er zijn inmiddels vele aanwijzingen dat hielsporen door compressie en niet door tractie worden gevormd:
- Het bot dat zich onder de calcaneus vormt, bevat verticale trabeculae (botspalkjes) en geen horizontale. De botspalkjes staan vrijwel loodrecht

op de lengterichting van het hielspoor en de fascia plantaris. Deze bouw suggereert dat het hielspoor bedoeld is voor ondersteuning van de erboven liggende calcaneus.[5,13]
- Hielsporen ontwikkelen zich juist bij zware personen; de verticale druk op het hielbeen is bij hen het grootst.
- Als een hielspoor door tractie wordt veroorzaakt, zou men in geval van platvoeten eerder hielspoorvorming verwachten. Er is namelijk aangetoond dat de fascia plantaris van een platvoet harder aan de calcaneus trekt. Gebleken is echter dat de vorming van hielsporen niet afhankelijk is van de bouw van het voetskelet.
- Na het operatief losmaken van de fascia plantaris en verwijderen van het hielspoor zien we vaak dat het hielspoor recidiveert.
- De lokalisatie van het hielspoor komt lang niet altijd overeen met die van de fascia plantaris.[7] Vaak wordt botvorming gezien rond de inserties van de m. flexor digitorum brevis, m. quadratus plantae, de m. abductor hallucis,[8] of alleen in het bindweefsel.[13]

Bovenstaande bevindingen tonen het belang van een gezond natuurlijk vetkussen onder de hiel en een normaal lichaamsgewicht.

Hielkussen

Ouderen hebben – door atrofie – een minder elastisch hielkussen dan jongeren. Een minder elastisch hielkussen is gemakkelijker indrukbaar en leidt eerder tot hielpijn (*figuur 7a-4*).[9] Inflammatie van het hielkussen leidt tot zwelling ervan. Gebleken is dat personen met hielpijn vaker een relatief *dik* hielkussen hebben.[10]

Ouderen

Personen met een hoog lichaamsgewicht hebben eveneens vaker een dik hielkussen;[9] zij hebben ook vaker hielpijn (en een hielspoor). Vermoedelijk wordt het hielkussen dikker als gevolg van een fysiologische aanpassing op een verhoogde belasting. Als deze aanpassing onvoldoende blijkt en de belasting op de hiel de belastbaarheid overschrijdt, ontstaat pathologie van het hielkussen en/of van de eronder gelegen structuren.

Hoog lichaamsgewicht

Symptomatologie

Irritatie van het hielkussen of van eronder gelegen structuren leidt vaak (maar niet altijd) in eerste instantie tot inflammatie van het weefsel. In geval van inflammatie zijn gemakkelijk herkenbare symptomen: rubor, dolor, calor en tumor en functio laesa.
Chronische irritatie wordt meestal gekenmerkt door een degeneratief beeld; klinisch is er dan geen sprake (meer) van warmte.
Bevindingen bij een fasciosis plantaris (al of niet met hielspoor):
- startpijn, vooral 's morgens na het opstaan uit bed of na lange tijd op een stoel zitten;
- drukpijn ter plaatse van de processus medialis tuberis calcanei;

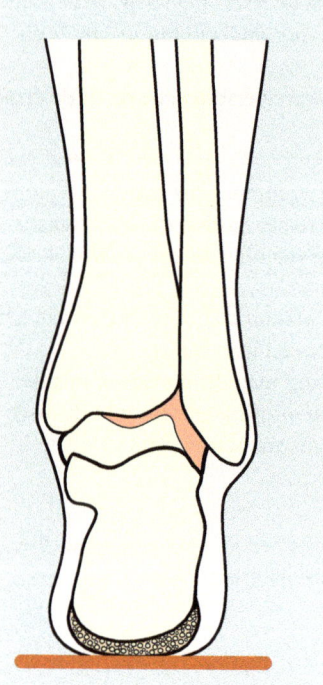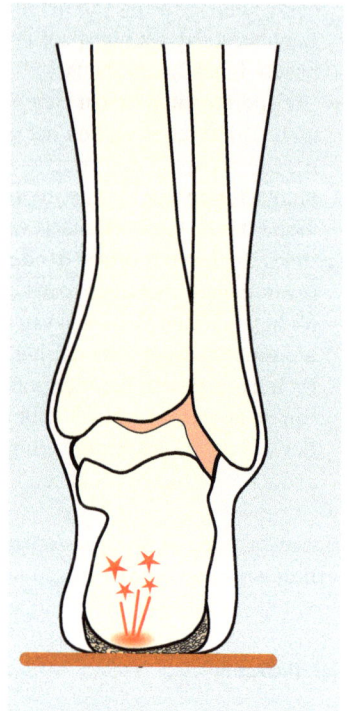

Figuur 7a-4
Een minder elastisch hielkussen is gemakkelijker indrukbaar en leidt eerder tot hielpijn.

- soms: een verdikt hielkussen;
- pijn bij passieve eindstandige extensie van de tenen.

Therapie

Conservatieve therapie Het hielspoor en de fasciosis plantaris zijn vermoedelijk *beide* een gevolg van hoge compressiekrachten. Bovendien is in beide gevallen sprake van een gedegenereerde fascia plantaris.[4] De chronische fasciosis plantaris en het symptomatische hielspoor worden dan ook op dezelfde manier behandeld.

Oorzakelijke therapie

1 Het wegnemen van overmatige druk onder de calcaneus.
2 Verbetering van de kwaliteit van het degeneratieve weefsel van de fascia plantaris.

1) Het verminderen van overmatige druk
Compressiekrachten op de calcaneus zijn te verminderen door:
- Afvallen in geval van overgewicht.

- Betere verdeling van het lichaamsgewicht door gebruikmaking van inlegzooltjes met een goed gevormde hielcup die verticale krachten op de hiel goed verdeelt en extra ondersteuning van het lengtegewelf. Hiermee wordt het lichaamsgewicht beter verdeeld over de voet.
- Minder lopen of hardlopen. Eventueel meer fietsen en dergelijke.
- Binnenshuis schoenen dragen. Niet op kousen of blote voeten lopen en zeker niet op een harde (parket)vloer.

2) Het behandelen van de fasciosis plantaris

Een fasciose is te vergelijken met de tendinose van bijvoorbeeld de achillespees (*zie hoofdstuk 2 en 2a*). Behandeling van de degeneratie is gericht op het geven van hooggedoseerde tractieprikkels aan het aangedane weefsel. Twee goede mogelijkheden hiervoor zijn:
- Passieve rekoefeningen van de aponeurosis plantaris. De patiënt zit op een stoel met de aangedane voet op de knie. Met één of met beide handen worden de tenen en de voet krachtig in eindstandige dorsaalflexie gebracht gedurende tien seconden. Deze oefening wordt tien keer herhaald. Frequentie van de sessie: driemaal per dag; de eerste rekoefeningen worden 's morgens vroeg gedaan vóór het opstaan uit bed.[11]
- Excentrische krachttraining van de kuitspieren (*in tenenstand; zie bijlage 6*).
- Rekoefeningen van de kuitspieren: deze kan men toepassen in de pauzetijden van het excentrische krachttrainen.
- Regelmatig op de tenen lopen, bij voorkeur met grote passen. Deze oefenvorm kan worden verzwaard door middel van het dragen van een rugzak. Deze methode is niet onderzocht maar geeft zeker hoog gedoseerde intermitterende tractie aan de aponeurosis plantaris.

Symptomatische therapie

- Pijndempende medicatie. Als er tekenen zijn van inflammatie, kunnen ontstekingsremmende medicijnen worden gebruikt (NSAID's).
- Als er sprake is van een pijnlijke afzet van de aangedane voet tijdens het lopen: dragen van (berg)schoenen met een stijve zool. Bepaalde typen bergschoenen hebben een zogeheten stijgijzervaste zool. De zolen vormen een onbuigzame plaat; dit zorgt ervoor dat tijdens de afzet van de voet de tenen niet – eindstandig – geëxtendeerd worden. Hiermee voorkomt men pijnlijke tractie van de aponeurosis plantaris aan de processus medialis tuberis calcanei.

Corticosteroïdinjecties

Het nut van corticosteroïdinjecties is omstreden. Op korte termijn lijkt er weliswaar enig subjectief resultaat te zijn, dat op langere termijn echter weer wordt tenietgedaan. Bovendien ontstaat een klein risico op een ruptuur van de aponeurosis plantaris.

Operatie Ongeveer 90% van de patiënten met een symptomatische fasciosis plantaris is binnen tien maanden klachtenvrij.[12] Voor de overige 10% is een operatie te overwegen. Men dient hier echter zeer terughoudend mee te zijn. Ongeveer de helft van de patiënten blijft ook na operatieve behandeling in meer of mindere mate klachten houden.[12]

Conclusie

Hielpijn wordt vaak gediagnosticeerd als een fasciitis plantaris. Soms, maar lang niet altijd, zijn er verschijnselen van inflammatie (rubor, dolor, calor, tumor).

De pijn is vermoedelijk het gevolg van te hoge belasting van een of meer structuren (bot, pees, spier, fascie) rondom de processus medialis tuberis calcanei. Dikwijls ontwikkelt zich geleidelijk een hielspoor in of rond de origo van de fascia plantaris. Het hielspoor is vermoedelijk een fysiologische aanpassing van het lichaam op hoge compressiebelastingen van onderliggende weke delen. Het hielspoor kan ook bescherming bieden tegen microfracturen van onderliggend bot.[13]

Men kan zich – op grond van bovenstaand verhaal – afvragen of het doel van de therapie (bij symptomatische hielsporen) moet zijn: verwijderen van het hielspoor. Het is immers niet zeker of het hielspoor de hielpijn veroorzaakt of juist doet verminderen. Terughoudend beleid met betrekking tot operatieve excisie van het hielspoor wordt dus aangeraden.

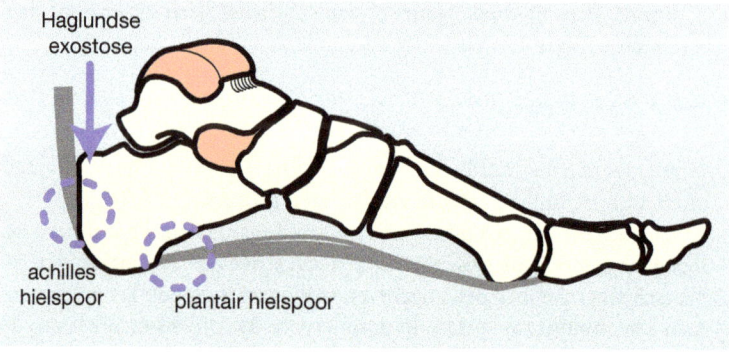

Figuur 7a-5
Drie lokalisaties waar abnormale botvorming op de calcaneus kan plaatsvinden.

8 Een 27-jarige langeafstandloopster met chronische hielpijn die plotseling verergerde*

Dos Winkel

Al jaren klaagde een 27-jarige professionele langeafstandloopster over pijn aan beide hielen. De pijn was echter nooit zo erg dat zij daarvoor haar zeer intensieve (dagelijkse) trainingsprogramma heeft moeten onderbreken, totdat twee weken geleden een plotselinge verergering van de pijn aan de linkerhiel optrad.

Patiënte kreeg in de afgelopen acht jaar bijna alle denkbare behandelingen, variërend van ijspakkingen tot paraffine, ultrageluid, elektrotherapie, diverse inlegzolen, talloze verschillende loopschoenen, rekkingsoefeningen en een enkele injectie met een corticosteroïd.

De acute pijntoename van de linkerhiel ging gepaard met een toename van de altijd al aanwezige lichte zwelling.

Status praesens

De klachten maken zelfs gewoon wandelen vrijwel onmogelijk. In huis loopt patiënte pijnloos zonder schoenen of op slippers.

Inspectie

- Ter hoogte van het tuber calcanei is beiderzijds, maar links meer uitgesproken dan rechts, een forse zwelling zichtbaar.
- Zowel links als rechts is sprake van een matige pes cavus.**
- Inspectie van de meegebrachte loopschoenen: de hielkap (contrefort) is niet abnormaal hard en goed van hoogte.

---

* Deze patiëntencasus betreft een bewerking van een eerder verschenen casus (EV70) in Orthopedische Casuïstiek.
** Pes cavus = holvoet.

Algemene palpatie

De linkerhiel voelt warm aan.

Functieonderzoek

- Maximale passieve extensie is linkszijdig gevoelig.
- Het verdere onderzoek is negatief.

Specifieke palpatie

De zwelling ter hoogte van het rechter tuber calcanei is bothard, links betreft het een fluctuerende zwelling, met een harde ondergrond. De harde zwelling is in het bijzonder lateraal op het tuber calcanei gelokaliseerd.

Interpretatie Het betreft hier een veelvoorkomend probleem bij jonge mensen tussen de vijftien en dertig jaar, namelijk een haglund-exostose. Deze exostose komt bij vrouwen vaker voor dan bij mannen en wordt frequent gezien in combinatie met een holvoet. Een plotselinge verergering is vrijwel altijd het gevolg van een bursitis subcutanea calcanea (*figuur 8-3*). Het functieonderzoek is gewoonlijk negatief. De diagnose wordt vooral klinisch gesteld. De exostose kan röntgenologisch worden bevestigd.

Aanvullend onderzoek

De conventionele röntgenfoto toont de klassieke haglund-exostose

Diagnose

Bursitis subcutanea achillei bij een haglund-exostose

Therapie

De behandeling van een symptomatische haglund-exostose en een bursitis subcutanea achillei, en soms tevens een bursitis tendinis calcanei, is in principe:
- Gedoseerde rust.
- Aangepast schoeisel: binnenshuis is lopen op slippers (of zonder schoeisel) aan te raden.
- Inlegzool in de schoen: podotherapeutisch onderzoek en een daaruit voortvloeiende inlegzool is vaak zinvol.

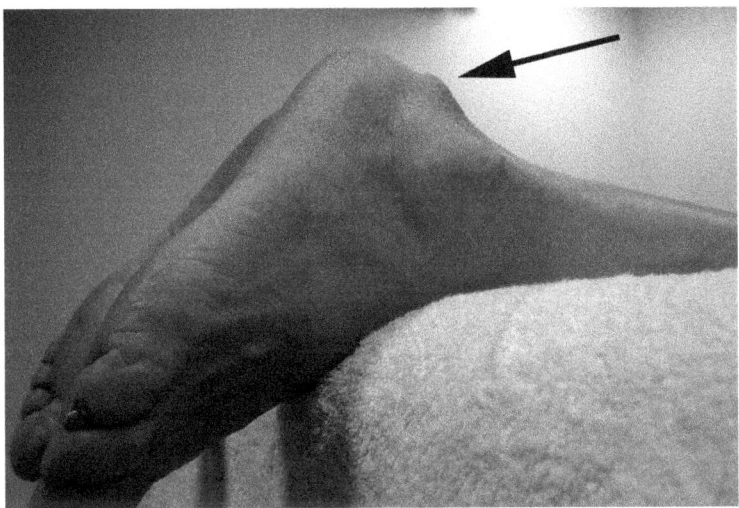

Figuur 8-1
Haglund-exostose. Het betreft een andere dan de hier beschreven patiënte.

- De inclinatiehoek van de calcaneus verminderen door een hakverhoging onder de schoen aan te brengen (uit te proberen: tussen de 6 en 12 mm). Ook een verhoging in de schoen kan effectief zijn; hierbij moet men echter rekening houden met het feit dat de hiel tijdens het lopen uit de schoen kan slippen.
- Rekkingsoefeningen van de kuitspieren als er sprake is van verkortingen.
- In hardnekkige gevallen: een eenmalige corticosteroïdinjectie waarbij met de grootste zorgvuldigheid de achillespees dient te worden vermeden: men dient zeer terughoudend te zijn met infiltraties met corticosteroïden omdat, ook bij infiltratie van een van de bursae, toch achillespeesrupturen kunnen ontstaan.
- In therapieresistente gevallen: operatie. De frequentst toegepaste operatietechniek is de relatief eenvoudig uit te voeren resectie van de exostose. Sommige orthopeden voeren een zogenoemde 'dorsal closing-wedge osteotomy' (wig-osteotomie) uit, waarbij de bursae meer ruimte krijgen. Het probleem bij de exostectomie is altijd weer de vraag hoeveel bot precies geresecteerd moet worden. Dit blijft een discussiepunt waarover de meningen verschillen. In het algemeen zijn de resultaten van de exostoseresectie gunstig. Wel moet de patiënt rekening houden met een lange revalidatie van meer dan een half jaar.[1] De plaats van de laterale incisie is belangrijk, omdat bij een te ver naar voren gemaakte incisie het gevaar bestaat van beschadiging van de N. suralis (*zie bijlage 7*).
- Operatief kan ook de bursa worden verwijderd.

Bij bovenstaande patiënte werden operatief de subcutane bursa en de exostose verwijderd.

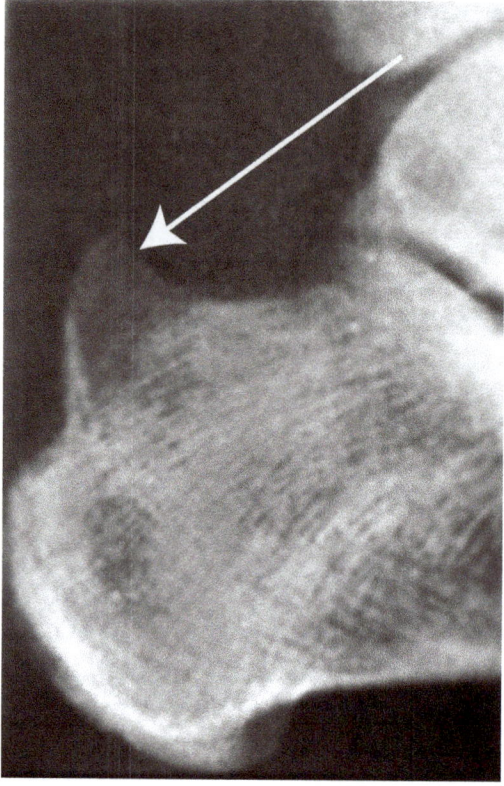

Figuur 8-2
Laterale conventionele röntgenopname van de calcaneus toont een abnormaal grote superoposterieure laterale calcaneus tuberositas, kenmerkend voor een haglund-exostose.

Follow-up Gedurende twee weken wordt patiënte geïmmobiliseerd in gips. Daarna mag zij geleidelijk progressief belasten. Zes weken na de ingreep is volledig belasten weer toegestaan en drie maanden postoperatief kan de looptraining worden hervat.

Patiënte is inmiddels volledig klachtenvrij en heeft – merkwaardig genoeg – ook geen last meer van de rechterhiel.

Bespreking[2]

De abnormaal grote superoposterieure laterale calcaneus tuberositas werd voor het eerst beschreven in 1928 door Patrick Haglund.[3] Vele onderzoekers hebben getracht een verband te vinden tussen de grootte van de exostose en de klachten, maar een causaal verband werd nooit aangetoond.[4]

Men neemt aan dat een hard contrefort van de schoen een belangrijke rol speelt bij het symptomatisch worden van een haglund-exostose. Vooral damesschoenen met hoge hakken en een relatief laag contrefort worden beschreven als een risico.[5] De druk en wrijving ter plaatse van de exostose resulteren in irritatie van de huid en de onderliggende subcutane bursa (bursitis subcutanea achillei). In een later stadium kan ook de bursa tussen achillespees en calcaneus geïrriteerd raken (bursitis tendinis calcanei). De achillespees, die door beide bursae wordt beschermd, is zelden aangedaan.

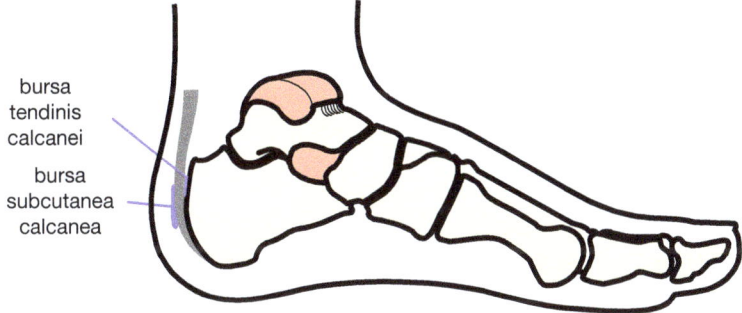

Figuur 8-3
De illustratie toont de twee bursae die de insertie van de achillespees beschermen. De diepe bursa is de bursa tendinis calcanei ofwel bursa subtendinea achillei. De oppervlakkige bursa is de bursa subcutanea calcanea ofwel bursa subcutanea achillei.

Literatuur

1 Brunner J, Anderson J, O'Malley M, Bohne W, Deland J, Kennedy J. Physician and patient based outcomes following surgical resection of Haglund's deformity. Acta Orthop Belg 2005;71(6):718-23.
2 Zuckerman JD (ed.). Disorders of the insertion of the achilles tendon and achilles tendinitis. Instructional Course Lectures, Vol 48. Rosemont, IL: American Academy of Orthopaedic Surgeons, March 1999.
3 Haglund P. Beitrag zur Klinik der Achillessehne. Zeitschrift für Orthopädische Chirurgie 1927;49:49-58.
4 Lu CC, Cheng YM, Fu YC, Tien YC, Chen SK, Huang PJ. Angle analysis of Haglund syndrome and its relationship with osseous variations and Achilles tendon calcification. Foot Ankle Int 2007;28(2):181-5.
5 Verhaar JAN, Linden AJ van der. Orthopedie. Houten/Diegem: Bohn Stafleu Van Loghum, 2001, p. 401.

9 Pijn en doofheid aan de mediale zijde van de voet bij een 46-jarige schilder, ontstaan enkele weken na een zweepslag

Koos van Nugteren en Patty Joldersma

Tijdens het fluiten van een voetbalwedstrijd voelde een 46-jarige man, schilder van beroep, een pijnscheut in de rechterkuit. Mankend moest hij het veld verlaten. Aangezien hij ditzelfde fenomeen vroeger ook al eens had gehad, herkende hij het letsel als een zweepslag. Enkele dagen later bevestigde zijn fysiotherapeut deze diagnose. Het was kennelijk geen groot letsel want enkele weken later voelde hij zich weer zo goed dat hij meedeed aan de keeperstraining in het voetbalteam waarin hij keeper was. Eigenlijk was dit niet zo verstandig omdat – na een ruptuur in de kuitspier – gedurende enkele maanden een verhoogd risico bestaat op een recidief. Gelukkig gebeurde dit niet. Na de training kreeg patiënt echter wel last van zijn rechter*voet*. Nu had hij pijn rond de mediale malleolus en de mediale zijde van de voet. Hij had ook de indruk dat de voet wat doof aanvoelde. Hij vroeg zich af of dit nog iets te maken kon hebben met de zweepslag in de kuit. Hoewel de kuitpijn nog niet *volledig* verdwenen was, had hij er in het dagelijks leven geen last meer van.

Tijdens een controleafspraak met de fysiotherapeut wordt de voet onderzocht.

Status praesens

Patiënt heeft de hele dag gewerkt en heeft lichte pijn aan de mediale zijde van de voet en enkel.

Inspectie

Het looppatroon is normaal.
Er is een lichte zwelling waarneembaar iets onder en achter de mediale malleolus.

Algemene palpatie

Achter de mediale malleolus is de voet warmer dan die aan de heterolaterale zijde.

Functieonderzoek

– In lichte mate wordt enige pijn geprovoceerd bij dorsaalflexie van de voet.
– De rest van het functieonderzoek is negatief.

Specifieke palpatie

Palpatie van de gewrichtsspleet en de ligamenten levert geen bijzonderheden op. Pas als meer naar caudaal van de mediale malleolus gepalpeerd wordt, ter plaatse van de lichte zwelling, voelt patiënt de voor hem kenmerkende pijn. Bovendien krijg ik de indruk dat er tijdens de palpatie vocht onder de huid zit. Het is alsof lichte fluctuatie van het vocht tijdens de palpatie voelbaar is. Wat steviger palpatie provoceert een uitstralende pijn naar de mediale zijde van de voet tot aan de grote teen.

Interpretatie Hier is vrijwel zeker sprake van een tarsaletunnelsyndroom. De zwelling en de drukpijn bevinden zich ter plaatse van de tarsale tunnel. Vermoedelijk is er, door zwelling van de door de tunnel verlopende peesscheden, ruimtegebrek ontstaan binnen de tarsale tunnel.

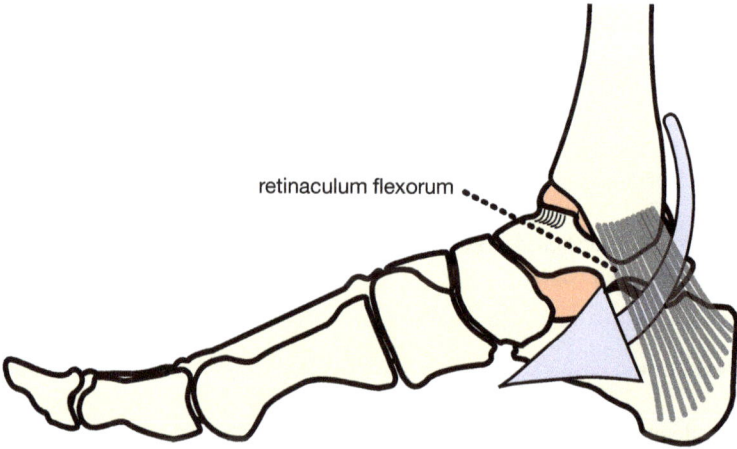

Figuur 9-1
De tarsale tunnel is een relatief nauwe doorgang voor pezen, zenuwen en bloedvaten. De tarsale tunnel wordt overspannen door het retinaculum flexorum.

Toegevoegde tests

- Met de voet in dorsaalflexie en eversie wordt de grote teen passief in eindstandige extensie gebracht. Dit provoceert direct de voor patiënt kenmerkende pijn. De test is nog pijnlijker met de heup in flexie en de knie in extensie; tijdens deze 'straight leg raise' wordt de zenuw namelijk nog verder opgerekt.
- Teken van Tinel (kloptest): ter plaatse van de tarsale tunnel is sprake van lokale pijn en uitstralende pijn naar de voet. De kloptest wordt uitgevoerd met de voet in maximale dorsaalflexie en eversie.

Diagnose

Tarsaletunnelsyndroom

Therapie

Vooralsnog gaan we ervan uit dat de aandoening ontstaan is door een tenosynovitis van de door de tarsale tunnel verlopende pezen. Mogelijk is de aandoening indirect het gevolg van de zweepslag; de pezen die door de tarsale tunnel lopen zijn immers evenals de kuitspieren plantairflexoren. Het is niet ondenkbaar dat de patiënt – ter ontlasting van de kuitspieren – deze synergisten van de kuitspieren heeft overbelast waardoor zwelling binnen de peesscheden is ontstaan. De therapie bestaat dan ook uit relatieve rust; drie weken sportverbod voor wat betreft hardlopen, springen en dergelijke, en het dragen van stevige schoenen met een goede mediale ondersteuning van het voetgewelf.

Follow-up

Patiënt stopt met pijnprovocerende *sportactiviteiten* maar moet als schilder regelmatig op een ladder staan. Hierbij worden de structuren die door de tarsale tunnel verlopen, steeds pijnlijk opgerekt. Het staan op een ladder provoceert nog zeker twee maanden regelmatig pijn. Heel geleidelijk neemt de pijn af. Pas als de patiënt na twee maanden op vakantie gaat verdwijnen de klachten volledig.

9a Addendum: het tarsaletunnelsyndroom

Patty Joldersma

In 1962 werd de term 'tarsaletunnelsyndroom' voor het eerst geïntroduceerd, toen zich een patiënt meldde met een verdoofd gevoel in het sensibele distributiegebied van de n. tibialis posterior en bij wie zich mild gelokaliseerde overgevoeligheid en paresthesieën in de voetzool manifesteerden bij druk net achter de mediale malleolus.[1]

Het tarsaletunnelsyndroom is te vergelijken met het bekendere carpaletunnelsyndroom van de pols. De aandoening komt minder vaak voor dan het carpaletunnelsyndroom, maar is zeker niet zeldzaam.[2] De aandoening kán bilateraal voorkomen, maar meestal wordt ze unilateraal gezien, in tegenstelling tot het carpaletunnelsyndroom dat wel dikwijls bilateraal voorkomt.

Het tarsaletunnelsyndroom is een compressiesyndroom van de n. tibialis posterior en/of een van zijn drie vertakkingen (nn. plantaris medialis, lateralis en calcaneus) ter hoogte van de malleolus medialis, waar de tarsale tunnel zich bevindt. Het gaat hierbij dus om een entrapmentneuropathie (zenuwbeknelling) van de zenuw die naar de voet loopt. Deze loopt via de binnenzijde van het onderbeen naar de voet en eindigt met zijn vertakkingen in de voetzool en de hiel. Het is een aandoening die steeds meer wordt gezien bij atleten, vooral bij hardlopers.

De aandoening leidt tot onaangename, brandende pijn en/of paresthesieën (tintelingen) en doofheid in de voetzool, tenen en/of hiel.

Het tarsaletunnelsyndroom is een frequent herkende oorzaak van voetpijn geworden, die relatief succesvol behandeld kan worden.[3] Echter, omdat de bevindingen van het lichamelijk onderzoek nogal kunnen variëren in de klinische setting, wordt het tarsaletunnelsyndroom nog vrij vaak over het hoofd gezien en het gebeurt nogal eens dat er een verkeerde diagnose gesteld wordt.[1] Het is van belang dat men weet heeft van het bestaan van het tarsaletunnelsyndroom, aangezien dit syndroom vaker voorkomt dan men zou verwachten.[4]

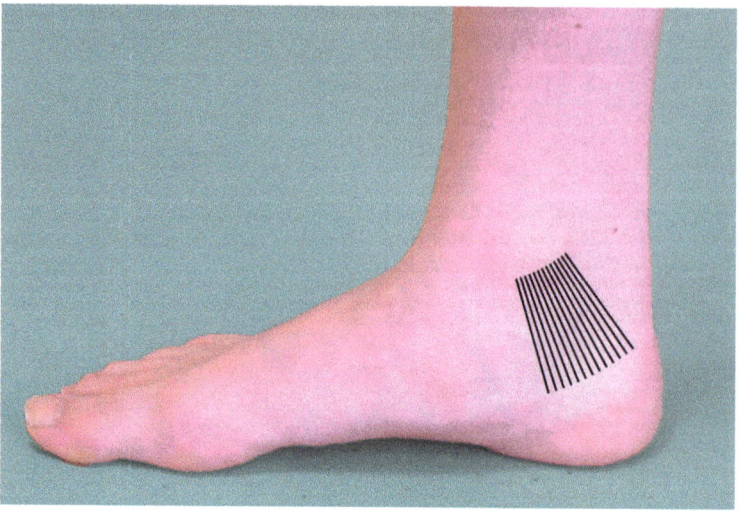

Figuur 9a-1
Lokalisatie van de tarsale tunnel.

Anatomie

De n. tibialis posterior is een zenuw die aan de binnenzijde van de enkel achter de mediale malleolus verloopt richting voetzool. Deze zenuw loopt samen met drie pezen, een slagader en een ader door een soort koker, een tunnel die het allemaal bij elkaar houdt; de tarsale tunnel. In de tarsale tunnel bevinden zich:
- musculus tibialis posterior;
- musculus flexor digitorum longus;
- musculus flexor hallucis longus;
- nervus tibialis posterior;
- tibialis posterior;
- vena tibialis posterior.

Dit alles wordt strak bij elkaar gehouden door het retinaculum flexorum, een stevig ligament aan de binnenzijde van de enkel. Het ligament vormt het dak van de tarsale tunnel. De tarsale tunnel heeft een beenderige bodem, die gevormd wordt door het bovenste deel van de calcaneus, de mediale rand van de talus en het distale mediale aspect van de tibia.[5]

De structuren in de tarsale tunnel verlopen door een aantal compartimenten (aparte tunnels). Deze compartimenten worden gevormd door de fibreuze tussenschotten (septa) van het retinaculum flexorum. De functie van dit anatomische systeem is het voorkomen van subluxatie van de bovenstaande structuren.[6]

De n. tibialis posterior loopt in de tarsale tunnel achter en iets onder de malleolus medialis tussen de pezen van twee spieren, geheten de m. flexor hallucis longus en de m. flexor digitorum longus.

Onder de enkel splitst de n. tibialis posterior zich in drie eindtakken: een mediale tak (n. plantaris medialis), een laterale tak (n. plantaris lateralis) en een tak die naar het mediale huidgebied van de hiel loopt (n. calcaneus medialis). Na passage door de tarsale tunnel lopen de mediale en laterale tak door de spierbuik van de m. abductor hallucis.

- De mediale eindtak verzorgt motorisch een aantal kleine intrinsieke voetspieren en sensorisch de huid aan de mediale zijde van de voetzool en de huid van de eerste, tweede, derde en het mediale deel van de vierde teen (zie bijlage VII).
- De laterale eindtak innerveert motorisch een aantal andere kleine voetspieren en sensorisch de huid aan de laterale zijde van de voetzool en die van het laterale deel van de vierde en de gehele vijfde teen (plantaire zijde).
- De tak die naar de calcaneus loopt, verzorgt het mediale huidgebied van de hiel.

Echter, er kunnen individuele verschillen bestaan voor wat betreft de precieze huidgebieden die worden geïnnerveerd door de takken van de zenuw.

De klachten bij het tarsaletunnelsyndroom zijn vaker gelokaliseerd in het gebied van één van de drie eindtakken van de n. tibialis posterior dan in de gehele zenuw.

Incidentie

De precieze incidentie van het tarsaletunnelsyndroom is onbekend. Wel weten we dat de incidentie bij volwassenen ongeveer gelijk verdeeld is tussen mannen en vrouwen. Daarnaast is er een vermoeden dat de incidentie van het tarsaletunnelsyndroom op kinderleeftijd hoger is bij meisjes dan bij jongens.[6]

Risicosporten

Het tarsaletunnelsyndroom komt relatief vaak voor bij atleten, vooral hardlopers, en bij sprongsporten. Dit zijn activiteiten die het tarsaletunnelsyndroom kunnen triggeren, omdat sprinten en springen leiden tot een enorme belasting van het enkelgewricht.[7]

Hardlopen vormt een risico omdat daarbij continu een dorsaalflexie-plantairflexiebeweging gemaakt wordt, waarbij de n. tibialis posterior steeds op rek komt te staan en gecomprimeerd wordt. Dit is vooral het geval bij mensen met een afwijkende en overdreven pronatiestand van de voet.

> In 1978 beschreef Rask de 'joggers voet', een toestand waarbij overdreven valgus en exorotatie van de voet tijdens het hardlopen overmatige rek op de n. plantaris medialis bracht, wat resulteerde in het tarsaletunnelsyndroom.[8]

Predisponerende factoren

Risicofactoren voor het ontstaan van het tarsaletunnelsyndroom zijn:
- voettype: platvoetdeformiteit;
- een afwijkende voet- /enkelmechanica kan significant bijdragen aan het ontwikkelen van het tarsaletunnelsyndroom, vooral bij hardlopers;[7]
- een extra aanwezige spier zoals een accessoire m. flexor digitorum longus;[7]
- botfragmenten in de buurt van de tarsale tunnel;[7,9]
- een ruimte-innemend proces zoals een vergroeiing tussen de talus en calcaneus;[7]
- afzakkende bloeding na een kuitspierscheur;
- inflammatoire aandoeningen die kunnen leiden tot weefselzwelling: reumatoïde artritis, jicht, spondylitis ankylopoetica (ziekte van Bechterew), lupus erythematodes;
- ook alcoholisme en diabetes mellitus zijn predisponerende factoren.

Een valgusdeformiteit van de achtervoet kan de symptomen van het tarsaletunnelsyndroom verergeren omdat deze afwijking zorgt voor een toename van de spanning op de n. tibialis posterior.

Etiologie

Er is een veelheid van oorzaken te vinden voor het tarsaletunnelsyndroom, die ingedeeld kunnen worden in extrinsieke en/of intrinsieke factoren die kunnen leiden tot druk van binnenuit of druk van buitenaf op de n. tibialis posterior en zijn vertakkingen.

Extrinsieke factoren

Hierbij gaat het om factoren die van buitenaf op de tarsale tunnel inwerken zoals:
- Trauma: Dit blijkt een veelvoorkomende oorzaak van het tarsaletunnelsyndroom te zijn.[10,11] Hierbij kan het gaan om een stomp letsel, fracturen (een enkel- of voetbreuk), rektrauma, dislocatie/luxatie van de tarsale botstukken of een enkeldistorsie. Fracturen die kunnen voorkomen zijn de malleolusfractuur, talusfractuur, tibia(schacht)fractuur, calcaneusfractuur en pott-fractuur (fractuur van het distale deel van de fibula en malleolus medialis).

- Littekenweefsel: In sommige gevallen is niet zozeer het trauma zelf de oorzaak van het tarsaletunnelsyndroom, maar de posttraumatische fibrosering (overmatige littekenweefselvorming) waardoor de ruimte van de tarsale tunnel vernauwt.[3]
- Overbelasting/herhaalde belasting van de enkel.
- Slecht passende schoenen, meestal te kleine schoenen.

Intrinsieke factoren

Hierbij gaat het om processen die leiden tot een verminderde ruimte van de tarsale tunnel zoals:
- Standsafwijking van de voet: platvoetdeformiteit, pronatiestand van de voet, valgus- of varusstand van de achtervoet. Hierdoor komt er rek te staan op de n. tibialis posterior.
- Zwelling van pezen in de tarsale tunnel door:
  - tendinitis door irritatie als gevolg van overbelasting, of een tendinitis als gevolg van een letsel;
  - tendinose (degeneratie): gedegenereerde pezen zijn dikker.
- Zwelling van peesscheden in de tarsale tunnel (tenosynovitis).
- Oedeemvorming binnen de enkel.
- Lokale benigne tumoren: ganglion, lipoom,* neurinoom** van de n. tibialis posterior.
- Een van nature nauwe tarsale tunnel (genetisch bepaald).
- Aandoeningen die weefselzwelling (artritis) kunnen veroorzaken zoals reumatoïde artritis, jicht, spondylitis ankylopoetica (Bechterew), lupus erythematodes, alcoholisme, diabetes mellitus, en hypothyreoïdie.***
- Artrose van de enkel.
- Varices (spataderen).
- Hypertrofische of extra spieren zoals een hypertrofische m. abductor hallucis of een extra m. flexor hallucis longus (anatomische variant).
- Talocalcaneale coalitie: hierbij is er sprake van een vergroeiing van de talus en calcaneus, waarbij de botachtige massa van de coalitie tussen de talus en calcaneus uitpuilt tussen de pees van de m. flexor digitorum longus en de neurovasculaire bundel in de tarsale tunnel, waardoor de zenuw gerekt wordt.
- Hypertrofie van het retinaculum flexorum.
- Kronkelige vaten als gevolg van tromboflebitis of veneuze insufficiëntie.[12]
- Veneuze plexus in de tarsale tunnel.
- Idiopathisch (zelden): de oorzaak is onbekend.

Er zijn in de literatuur meer dan 25 verschillende oorzaken te vinden voor het tarsaletunnelsyndroom.

Sommige komen vaker voor dan andere. Zo komen trauma, overmatig

---

* Een goedaardig gezwel van vetweefselcellen (vetbult).
** Gezwel dat uitgaat van de dunne schede die de zenuwvezels omgeeft (schwannoom).
*** Verminderde schildklierwerking.

littekenweefsel in de tarsale tunnel en een afwijkende voetenstand (overpronatie van de voorvoet en een valgus- of varusstand van de hiel) veel voor.

Al deze verschillende oorzaken leiden tot een vernauwing van de ruimte in de tarsale tunnel, waardoor er druk komt te staan op de zenuw. Deze compressie leidt tot ischemie (zuurstoftekort) of axonale demyelinisatie.

Een spontane *idiopathische* zenuwbeknelling van de n. tibialis posterior in de tarsale tunnel is zeldzaam, in tegenstelling tot het carpaletunnelsyndroom, dat vaak *wel* ontstaat zonder duidelijke anatomische etiologie.[6]

Voetpositie

Een afwijkende voetenstand is een veelvoorkomende oorzaak van van het tarsaletunnelsyndroom. Hierbij kan het gaan om een pes planovalgus (knikplatvoet*) of een pes cavus (*zie de inleiding van dit boek*).

Een knikplatvoet blijkt een veelvoorkomende oorzaak te zijn van het tarsaletunnelsyndroom. Hierbij gaat het om een platvoet waarbij het mediale voetgewelf zover is doorgezakt, dat het contact maakt met de grond. Er is een onderzoek gedaan naar het effect van de voetpositie op de druk die er komt te staan op de n. tibialis posterior. Hieruit kwam naar voren dat de spanning op de zenuw toenam na het creëren van een platvoetdeformiteit.[13]

Een geproneerde voorvoet kan samengaan met een varushiel (pes cavus: *zie inleiding van dit boek*), wat een minder bekende oorzaak van het tarsaletunnelsyndroom is, maar wel veelvoorkomend volgens Radin en Erik (1983).[3] Zij hebben ervaren dat ongeveer twee derde van de patiënten gelijktijdig een varushiel en een geproneerde voorvoetdeformiteit heeft. Volgens de auteurs is de voorvoetdeformiteit secundair. Gedacht wordt dat de pronatiestand een compensatiemechanisme is van de varushiel, zodat de voorvoet in belastende situaties contact maakt met de grond.[3]

Het volgende mechanisme speelt een rol bij deze voetenstand: Pronatie van de voorvoet leidt tot het op rek brengen van de plantaire zenuw, en de combinatie van deze tractie met een verminderde ruimte in de tarsale tunnel door een varushiel zal leiden tot een entrapmentsyndroom van de n. tibialis posterior.[3] De combinatie van een variserende hiel met een geproneerde voor- en middenvoet blijkt een veelvoorkomende maar vaak niet herkende oorzaak te zijn van het tarsaletunnelsyndroom.[3]

---

* *De term knikplatvoet wordt gebruikt als er, naast doorzakking van het lengtegewelf, ook sprake is van een valgusstand van de calcaneus.*

Symptomatologie

De symptomen van het tarsaletunnelsyndroom variëren van persoon tot persoon, maar gewoonlijk klagen de patiënten over pijn, doofheid en/of paresthesieën die uitstralen vanaf de binnenzijde van de enkel naar distaal en af en toe naar proximaal (valleix-fenomeen). In dit laatste geval wordt de pijn gevoeld aan de mediale zijde van de kuit.

Meestal betreft het een branderige pijn, die gelokaliseerd is aan de mediale zijde van de enkel en uitstraalt naar de voetzool. De pijn manifesteert zich namelijk in het distributiegebied van de n. tibialis posterior. Het aanraken van de huid in het verloop van deze zenuw is meestal pijnlijk of erg gevoelig.

Meestal leiden langdurig staan, wandelen en hardlopen tot een verergering van de pijn en rust tot een vermindering ervan. Ook kan de pijn optreden of toenemen wanneer schoenen niet goed passen en te strak aan de voet zitten. Als gevolg van de pijn kan dat de patiënt mank gaan lopen. Sommigen gaan met de voet in supinatiestand lopen.[14] Sommige patiënten geven aan dat het dragen van loszittend schoeisel of het lopen op blote voeten de klachten vermindert.

Naast pijn is er in veel gevallen ook sprake van een tintelend gevoel in de voet (paresthesieën) en gevoelloosheid/doofheid van de voetzool, tenen, hiel en de binnenzijde van de voet.

In sommige gevallen is er sprake van zwakte en atrofie van de kleine intrinsieke buigspieren van de voet. Klinisch is dit echter moeilijk vast te stellen.

Kramp vanaf de binnenenkel uitstralend naar de kuit komt in sommige gevallen ook voor.

Nachtelijke pijn komt (analoog aan het carpaletunnelsyndroom) ook voor bij een aantal patiënten met het *tarsaletunnelsyndroom*, vooral als de voeten veel belast zijn overdag door er langdurig op te staan of veel op (hard) te lopen. In de ochtenduren zijn er meestal weinig klachten aanwezig.

Het patroon waarin de diverse symptomen voorkomen kan per individu verschillen, maar veelal begint het met doofheid of tintelingen ter hoogte van de mediale malleolus, hiel of voetzool.

In de helft van de gevallen is er een trauma voorafgegaan aan het ontstaan van de klachten.[6,15] Daarom is het goed om de patiënt tijdens de anamnese naar eventuele vroegere traumata van de enkel en voet (enkelbreuken, -distorsies enzovoort) te vragen.

Als de patiënt geen trauma heeft ondergaan, kan het ontstaan van de symptomen langzaam en verraderlijk zijn.

Functieonderzoek

De volgende bevindingen zijn mogelijk in geval van een tarsaletunnelsyndroom:

Lokale overgevoeligheid Er kan lokale overgevoeligheid bestaan voor aanraking in de regio van de pijnklachten.[16]

Teken van Tinel In de meeste gevallen is er ook een positief teken van Tinel over de tarsale tunnel. Hierbij ontstaan een uitstralende pijn en paresthesieën naar distaal en soms naar proximaal (valleix-fenomeen), wanneer er in het verloop van de aangedane zenuw wordt geklopt. Dit kloppen gebeurt net achter en onder de mediale malleolus en/of in het verdere verloop van de n. tibialis posterior. Het teken van Tinel kan het beste uitgevoerd worden met de voet in maximale dorsaalflexie en eversie (*figuur 9a-2*). Het teken van Tinel is in deze positie veel meer uitgesproken dan wanneer de voet in neutrale stand staat, doordat dit zowel rek als compressie op de n. tibialis posterior geeft, waardoor de zenuw sensitiever wordt.[1]

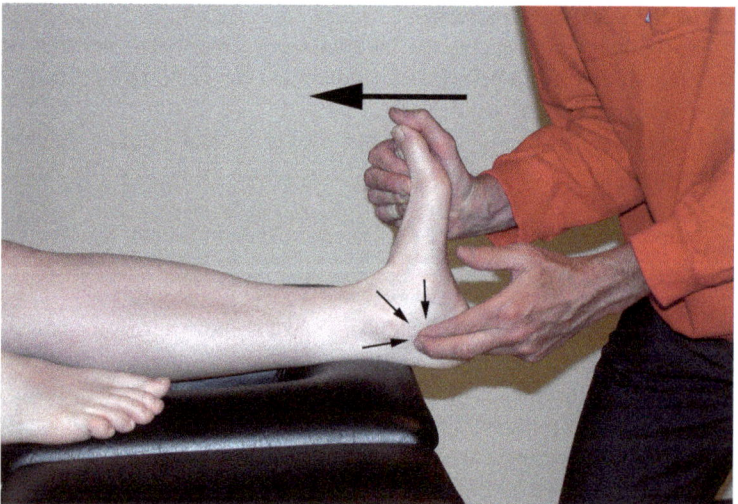

Figuur 9a-2
Het teken van Tinel (kloptest) kan het beste uitgevoerd worden met de voet in maximale dorsaalflexie en eversie.

Distale motorische uitval Bij een minderheid van de patiënten is er sprake van distale motorische uitval. Motorische zwakte komt zelden voor. Als er sprake is van motorische uitval, betreft het meestal de korte voetflexoren. Dit wordt meestal pas in een later stadium gemerkt. Soms ontstaat atrofie van de m. abductor hallucis, die door de n. tibialis posterior geïnnerveerd wordt, maar dat gebeurt pas in een laat stadium.

Soms is er een spoelvormige zwelling te palperen over het verloop van de n. tibialis posterior.

Zwelling van de zenuw

Sensibiliteitsveranderingen: de sensibiliteit is – afhankelijk van de ernst – gestoord in het huidgebied dat wordt geïnnerveerd door de n. tibialis posterior of een van zijn aftakkingen (*figuur 9a-3*).

Sensibiliteitsveranderingen

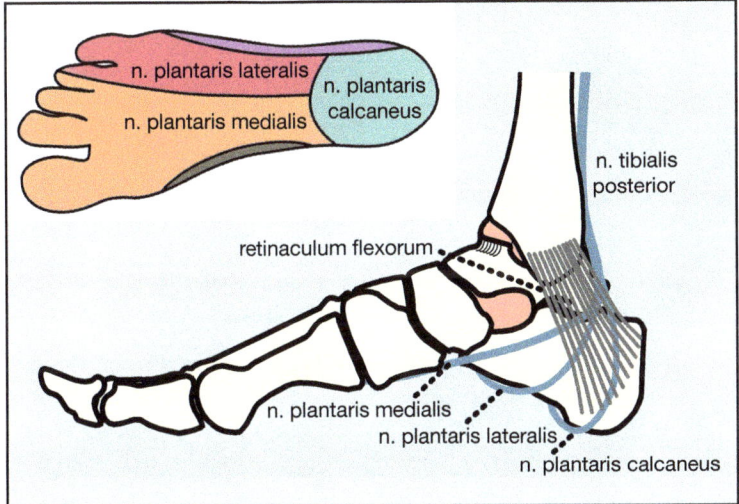

Figuur 9a-3
De sensibiliteit is – afhankelijk van de ernst – gestoord in het huidgebied dat wordt geïnnerveerd door de n. tibialis posterior of een van zijn aftakkingen.

Rektest van de zenuw

Klachtenprovocatietest: De 'straight leg raise test tibialis' is een goede test om de klachten te provoceren bij patiënten met het tarsaletunnelsyndroom (zie hieronder). De symptomen kunnen gereproduceerd worden door de heup passief te flecteren met een gestrekte knie, in combinatie met dorsaalflexie en eversie van de enkel (*figuur 9a-4*).[17,18] *Extra* irritatie van de zenuw kan worden bereikt door passieve eindstandige extensie van de tenen: hierbij wordt de onderzijde van de spierbuik van de m. flexor hallucis longus namelijk de tarsale tunnel in getrokken en drukt aan de achterkant tegen de opgerekte zenuw.[1]

> De combinatie van de straight leg raise test met dorsaalflexie en eversie van de enkel is vooral van belang om het tarsaletunnelsyndroom te differentiëren van een fasciitis plantaris. Extensie van de grote teen in combinatie met dorsaalflexie van de voet kan immers ook rekpijn van de fascia

plantaris provoceren als er sprake is van een fasciitis (of fasciosis) plantaris.[18,19]

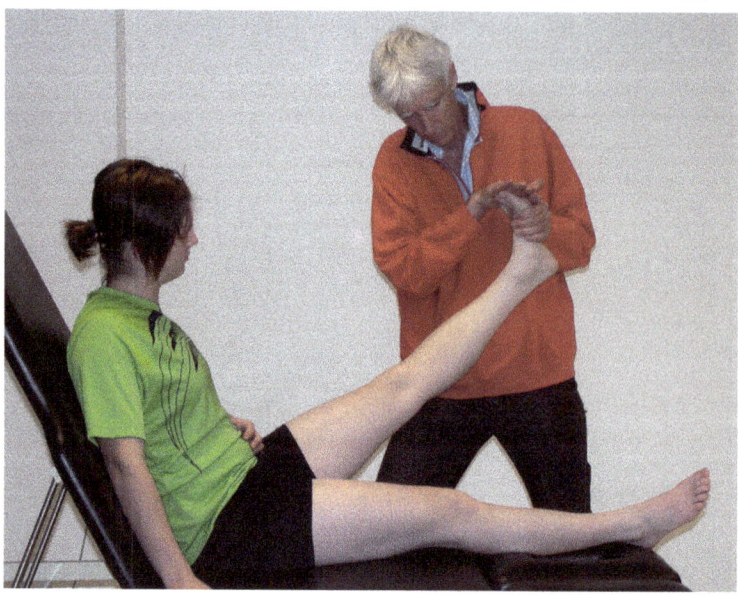

Figuur 9a-4
De combinatie van de straight leg raise test met dorsaalflexie en eversie van de enkel is vooral van belang om het tarsaletunnelsyndroom te differentiëren van een fasciitis plantaris. Extra irritatie van de zenuw kan worden bereikt door passieve eindstandige extensie van alle tenen zoals op deze foto getoond wordt.

Aanvullend onderzoek

De diagnose 'tarsaletunnelsyndroom' wordt gesteld op basis van de medische voorgeschiedenis van de patiënt, de symptomen en het lichamelijk onderzoek. Als aanvullend onderzoek kan worden gedacht aan:
- Zenuwgeleidingsonderzoek: Bij 70 tot 80% van de patiënten is de geleidingssnelheid van de n. tibialis posterior vertraagd.[20] Dit wijst op een beschadiging van de zenuw, bijvoorbeeld door compressie. Het zenuwgeleidingsonderzoek heeft een grotere sensitiviteit met betrekking tot het diagnosticeren van het tarsaletunnelsyndroom dan een EMG.[21]
- MRI: Om de tarsale tunnel in beeld te brengen en de eventuele oorzaak van de zenuwbeknelling vast te stellen, kan gebruikgemaakt worden van MRI. Met MRI kunnen weke delen namelijk goed in kaart worden gebracht zoals fibrose, tenosynovitis en zwelling van de zenuw. MRI kan vooral van belang zijn wanneer de oorzaak ligt in een ruimte-innemend proces in de tarsale tunnel.
- Röntgenfoto: röntgenonderzoek is vooral van belang om ossale afwijkingen en breuken in de voet zichtbaar te maken.

- CT-scan: CT-scan kan gebruikt worden om afwijkingen aan bloedvaten, tumoren, botbreuken en botafwijkingen op te sporen.
- Lokale anesthesietest: hierbij wordt een verdovend middel in de buurt van de n. tibialis posterior achter de mediale malleolus gespoten. Wanneer dit een tijdelijke verlichting van de pijn geeft en de klachten zijn binnen ongeveer tien minuten verdwenen, dan is duidelijk dat deze zenuw aangedaan is.[2]

Therapie

Bevestiging van daadwerkelijke compressie van de zenuw, samen met het achterhalen van de oorzaak ervan, is van groot belang om de therapie te bepalen. De geschikte therapie is namelijk afhankelijk van de onderliggende oorzaak van het tarsaletunnelsyndroom.

Conservatieve therapie

De doelstelling van de conservatieve behandeling van het tarsaletunnelsyndroom is het wegnemen van de druk op de n. tibialis posterior en zijn vertakkingen. Over het algemeen zijn conservatieve maatregelen bij het tarsaletunnelsyndroom niet erg succesvol. De conservatieve maatregelen die genomen kunnen worden zijn:
- Juiste behandeling van de onderliggende oorzaak is belangrijk als het gaat om een systeemziekte die artritis, tenosynovitis of tendinitis kan veroorzaken, zoals reumatoïde artritis, lupus erythematodes, diabetes en dergelijke. Door deze aandoeningen onder controle te houden, bestaat er minder kans op een weefselzwelling in de tarsale tunnel.
- Medicatie: NSAID's (non-steroidal anti-inflammatory drugs).
- Lokale corticosteroïdinjectie in de tarsale tunnel ter verlichting van de pijn en remming van de ontsteking.
- Schoenaanpassing/orthese: Het kan helpen om een spalk, brace of inlegzooltjes te dragen om de voetenstand te corrigeren en hiermee compressie op de zenuw te verminderen. Vooral voor 'niet-rigide' voetafwijkingen heeft dit kans van slagen.[3]
- Een grotere schoenmaat dragen: het dragen van te kleine schoenen kan een tarsaletunnelsyndroom veroorzaken of verergeren.[6]
- Het gebruik van een nachtspalk met de voet in plantairflexie en varuspositie kan overwogen worden bij patiënten met een valgusvoet. In de praktijk wordt dit vaak toegepast.[5]
- Gebruik van elleboogkrukken: omdat het gewicht nemen op de aangedane voet bij veel patiënten met het tarsaletunnelsyndroom leidt tot een toename van de pijn, kan men ervoor kiezen om tijdelijk elleboogkrukken te gebruiken om zo de aangedane voet te ontlasten en de geïrriteerde zenuw de kans te geven om te herstellen.
- Aanpassing van activiteiten, sport of werk: Het kan nodig zijn om tijdelijk de hobby's, ADL-activiteiten, sport en eventueel werk aan te passen of te staken om de zenuw rust te gunnen. Meestal worden de symptomen geprovoceerd door wandelen en/of hardlopen. Belangrijk is dat deze activiteiten tijdelijk vermeden of geminimaliseerd worden.

- Indien het tarsaletunnelsyndroom ontstaan is als gevolg van overbelasting door hardlopen, wat vooral voorkomt bij patiënten met een overdreven pronatiestand van de voet, kan het goed zijn om het looppatroon van de patiënt te veranderen waardoor er minder rek komt te staan op de zenuw.
- Neutrale immobilisatie van voet en enkel: Uit onderzoek is gebleken dat neutrale immobilisatie van de voet en enkel de symptomen van een entrapment van de n. tibialis posterior in de tarsale tunnel kan verminderen[22] doordat de ruimte in de tarsale tunnel dan het grootst is.[23] Met neutrale positie wordt bedoeld een lichte plantairflexie en neutrale eversie-/inversiepositie (middenstand).

Helaas heeft de conservatieve therapie bij het tarsaletunnelsyndroom een beperkt succes en moet er vaak een operatie overwogen worden. Dit wordt door velen ook gezien als dé behandeling voor het tarsaletunnelsyndroom.

Operatieve therapie Als conservatieve therapie niet voldoende helpt, worden er operatieve maatregelen genomen om de beknelling van de zenuw op te heffen.

Chirurgische exploratie met decompressie van de tarsale tunnel en neurolyse (vrijleggen) van de n. tibialis posterior en zijn eindtakken wordt doorgaans beschouwd als dé behandeling bij het tarsaletunnelsyndroom. De operatie is gericht op het verminderen van de druk op de n. tibialis posterior en zijn takken. Hierbij wordt het retinaculum flexorum gekliefd en wordt de zenuw vrijgelegd. De septa (tussenschotten) in de tarsale tunnel die de diverse structuren (pezen, zenuw, slagader, ader) in verschillende tunnels/compartimenten verdelen, worden tijdens de operatie gesplitst waardoor de pezen en zenuwen in een gezamenlijke tunnel komen te liggen, wat meer ruimte voor beweging toestaat.

Als er zich een ruimte-innemend proces – zoals een ganglion – in de tarsale tunnel bevindt, kan dit tijdens de operatie verwijderd worden.

Chirurgische behandeling leidt bij een meerderheid van de patiënten tot succes; 80 tot 90% van de tarsaletunnelreleases leidt tot een vermindering of verdwijning van klachten.[2,24,25] Een succesvol resultaat werd gevonden bij operaties met betrekking tot entrapments gerelateerd aan spataderen, ganglia, neuroma, tumoren, tenosynovitis en littekenweefsel. Dat 10 tot 20% van deze operaties mislukt is gerelateerd aan twee zaken:
- een niet-succesvolle (incomplete) decompressie van de n. tibialis posterior of zijn eindtakken waarbij dus een deel van het retinaculum nog intact is en compressie geeft op de zenuw;
- het stellen van de verkeerde diagnose: er was sprake van een andere aandoening dan een tarsaletunnelsyndroom.

Postoperatief Uit onderzoek is gebleken dat de pijn in de voet direct na de operatie verminderd is en dat doofheid, lokale overgevoeligheid en het teken van Tinel gemiddeld binnen drie maanden postoperatief zullen verdwijnen.[1]

Literatuur

1. Kinoshita M, Okuda R, Morikawa J, Jotoku T, Abe M. The dorsiflexion-eversion test for diagnosis of tarsal tunnel syndrome. J Bone Joint Surg Am 2001;83-A(12):1835-39.
2. Alpar EK, Howell N, Masood I. Traumatic of surgical tarsal tunnel syndrome: the decompression outcome. Foot Ankle Surg 2002;8:41-44.
3. Radin EL. Eric L. Tarsal tunnel syndrome. Clin Orthop Relat Res 1983;(181):167-70.
4. IJkelenstam PA. Compression of the posterior tibial nerve. (The tarsal tunnel syndrome). Arch Chir Neerl 1968;20(1):1-6.
5. Persich G, Touliopoulos S. Tarsal tunnel syndrome. Emedicine 2007, Sept 6.
6. Nayagam S, Slowvik GM, Klenerman L. The tarsal tunnel syndrome: A study of pressures within the tunnel and review of the anatomy. Foot 1991;2:93-96.
7. Kinoshita M, Okuda R, Yasuda T, Abe M. Tarsal tunnel syndrome in athletes. Am J Sports Med 2006;34(8):1307-12.
8. Rask MR. Medial plantar neurapraxia (jogger's foot): report of 3 cases. Clin Orthop Relat Res 1978;(134):193-5.
9. Kinoshita M, Okuda R, Morikawa J, Abe M. Tarsal tunnel syndrome associated with an accessory muscle. Foot Ankle Int 2003;24(2):132-6.
10. Lau JT, Daniels TR. Tarsal tunnel syndrome: a review of the literature. Foot Ankle Int 1999;20(3):201-9.
11. Cimino WR. Tarsal tunnel syndrome: review of the literature. Foot Ankle 1990;11(1):47-52.
12. Zeiss J, Ebraheim N, Rusin J. Magnetic resonance imaging in the diagnosis of tarsal tunnel syndrome. Case report. Clin Imag 1990;14:123-6.
13. Daniels TR, Lau JT, Hearn TC. The effects of foot position and load on tibial nerve tension. Foot Ankle Int 1998;19(2):73-8.
14. Albrektsson B, Rydholm A, Rydholm U. The tarsal tunnel in children. J Bone Joint Surs 1982;64B:215-7.
15. Mann RA. Tarsal tunnel syndrome. Orthop Clin North Am 1974;5(1):109-15.
16. Edwards W, Lincoln C, Bassett F, Goldner J. The tarsal tunnel syndrome: Diagnosis and treatment. JAMA 1969;207:716-20.
17. Alshami AM, Babri AS, Souvlis T, Coppieters MW. Biomechanical evaluation of two clinical tests for plantar heel pain: the dorsiflexion-eversion test for tarsal tunnel syndrome and the windlass test for plantar fasciitis. Foot Ankle Int 2007;28(4):499-505.
18. Coppieters MW, Alshami AM, Babri AS, Souvlis T, Kippers V, Hodges PW. Strain and excursion of the sciatic, tibial, and plantar nerves during a modified straight leg raising test. J Orthop Res 2006;24(9):1883-9.
19. Rubenstein L. Differential diagnosis and treatment of subcalcaneal heel pain: a case report. J Orthop Sports Phys Ther 2002;32(7):364-5.
20. Johnson EW, Ortiz PR. Electrodiagnosis of tarsal tunnel syndrome. Arch Phys Med Rehabil 1966;47(12):776-80.
21. Singh SK, Wilson MG, Chiodo CP. The surgical treatment of tarsal tunnel syndrome. Foot 2005;15:212-6.
22. Trepman E, Kadel NJ, Chisholm K, Razzano L. Effect of foot and ankle

position on tarsal tunnel compartment pressure. Foot Ankle Int 1999;20(11): 721-6.
23 Bracilovic A, Nihal A, Houston VL, Beattie AC, Rosenberg ZS, Trepman E. Effect of foot and ankle position on tarsal tunnel compartment volume. Foot Ankle Int 2006;27(6):431-7.
24 Mann RA. Orthopedics: Tarsal tunnel syndrome. West J Med 1976;125(5): 380-1.
25 Turan I, Rivero-Melián C, Guntner P, Christer R. Tarsal tunnel syndrome: Outcome of surgery in longstanding cases. Clin Orthop Rel Res 1997;343:151-6.

10 Een frequent recidiverende enkeldistorsie veroorzaakt mediale voetpijn bij een 16-jarige voetbalster

Koos van Nugteren

Al sinds haar vijfde jaar voetbalde deze 16-jarige scholiere. Blessures had ze nooit gehad totdat ze, tijdens een wedstrijd, haar linkerenkel omzwikte. Dit veroorzaakte pijn in de voet, zowel lateraal als mediaal. Mankend moest ze het veld verlaten. Toen na enkele dagen de blessure weer hersteld leek, hervatte ze de voetbaltraining. Tijdens de training ging ze echter weer door de enkel met dezelfde verschijnselen. Ze nam nu wat langer rust voordat ze weer het veld durfde te betreden. Het daaropvolgende jaar herhaalde het fenomeen zich zeker tien keer. Ze besloot, toen ze weer een keer de enkel had omgezwikt, een fysiotherapeut te raadplegen.

Status praesens

Patiënte heeft een dag voor het onderzoek, tijdens het voetballen, de linkerenkel omgezwikt. Het betreft een klassieke distorsie: een inversietrauma. Zij heeft vooral pijn aan de mediale zijde van de voet, ter plaatse van het os naviculare. In mindere mate is er ook pijn aan de laterale zijde.

Inspectie

Patiënte loopt mank met een verkorte standfase op het aangedane linkerbeen. Ze loopt enigszins op de laterale zijde van de voet. Het vlak neerzetten van de voet provoceert de mediale voetpijn.

Algemene palpatie

De mediale zijde van de voet voelt iets warmer aan dan de heterolaterale zijde. Er is geen sprake van zwelling.

Functieonderzoek

– Passieve inversie provoceert herkenbare pijn, zowel lateraal als mediaal.
– Plantairflexie provoceert lichte irritatie aan de anterolaterale zijde van het enkelgewricht.
– De stabiliteitstests zijn negatief.

Specifieke palpatie

– Er is sprake van drukpijn op het ligamentum talofibulare anterius.
– Er is sprake van drukpijn op het os naviculare.

Interpretatie De laterale voetpijn is gemakkelijk te verklaren; hier is sprake van een klein letsel van het ligamentum talofibulare anterius als gevolg van overrekking door het inversietrauma.

De mediale voetpijn is lastig te verklaren; drukpijn op het os naviculare is een van de symptomen na een enkeldistorsie die kunnen wijzen op een fractuur. Dit symptoom wordt vermeld in de zogenoemde Ottawa Ankle Rules; deze regels beschrijven een aantal symptomen na een enkeldistorsie die kunnen wijzen op een fractuur. Bij het aanwezig zijn van een of meer symptomen is het verstandig een röntgenfoto te laten maken (*zie bijlage 5*).

In het geval van deze patiënt lijkt een fractuur niet erg waarschijnlijk aangezien zij steeds binnen een week hersteld is van het letsel. Een goede verklaring voor de beschreven symptomen hebben we echter niet. In overleg wordt besloten een röntgenfoto te laten maken.

> Om na een enkeldistorsie te beoordelen of er sprake is van een *ruptuur* of een *fractuur*, zijn door Stiell e.a. na een uitgebreid klinisch onderzoek regels opgesteld met als doelen: beperken van het aantal röntgenfoto's en minimaliseren van de kans dat een fractuur gemist wordt.[1-3] Deze regels worden de Ottawa Ankle Rules genoemd; zij worden inmiddels in verschillende landen veelvuldig en met succes toegepast op spoedeisendehulpposten[4] en in huisartsenpraktijken. Door toepassing van deze regels zal men niet gemakkelijk een fractuur over het hoofd zien; onderzoek van Stiell e.a. liet een sensitiviteit zien van 100% en een specificiteit van 45%, wat inhoudt dat geen enkele fractuur na toepassing van deze regels werd gemist en dat ongeveer de helft van de röntgenfoto's geen afwijkingen vertoonde.
>
> Ook bij toepassing van de Ottawa Ankle Rules op kinderen na een enkeltrauma zal niet snel een fractuur gemist worden; de sensitiviteit blijkt ook hier 100% voor zowel de enkel als de voorvoet.[5] De specificiteit blijkt wat minder dan bij volwassenen; er zal bij kinderen dus wat vaker onnodig een röntgenfoto worden aangevraagd.

Aanvullend onderzoek

De röntgenfoto toont een afwijking aan het os naviculare; een zogenoemd os tibiale externum. Dit is een frequent voorkomende anatomische variant die ook wel os naviculare secundarium wordt genoemd of accessoir tarsaal scafoïd. Met een prevalentie* van 10-16% is dit een van de meest voorkomende accessoire botjes in de voet.[6]

Dit accessoire botje bevindt zich dorsomediaal van de tuberositas ossis navicularis en wordt meestal tweezijdig aangetroffen. De eerste tien levensjaren bevindt het botje zich in de pees van de m. tibialis posterior. Daarna groeit het enigszins weg van de pees.[6] Als het accessoire botje nog een verbinding heeft met het os naviculare, wordt het wel een os naviculare cornutum** genoemd.

Na een enkeldistorsie ontstaat vaak pijn ter plaatse van het os naviculare tibiale. Dit kan het gevolg zijn van irritatie, degeneratieve veranderingen, avasculaire necrose of impingement van aangrenzende weke delen.[7]

Of het os tibiale in bovenstaande patiëntencasus gezien moet worden als de *oorzaak* van het frequent zwikken van de voet is niet helemaal duidelijk maar ligt wel voor de hand; het os tibiale externum kan namelijk het natuurlijke verloop van de pees van de m. tibialis posterior verstoren, waarmee ook een goede stabiliteit van de voet verstoord wordt.

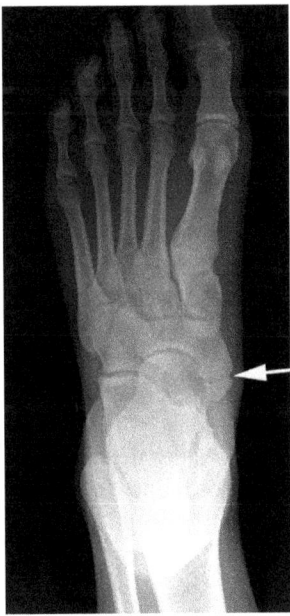

Figuur 10-1
De röntgenfoto toont een afwijking aan het os naviculare; een zogenoemd os tibiale externum. De pijl toont de overgang van os naviculare naar os tibiale externum.

---

* Prevalentie: *het aantal personen dat een bepaalde aandoening heeft ten opzichte van de totale populatie, gemeten op een bepaald moment.*
** *Cornu = hoornvormige uitwas.*

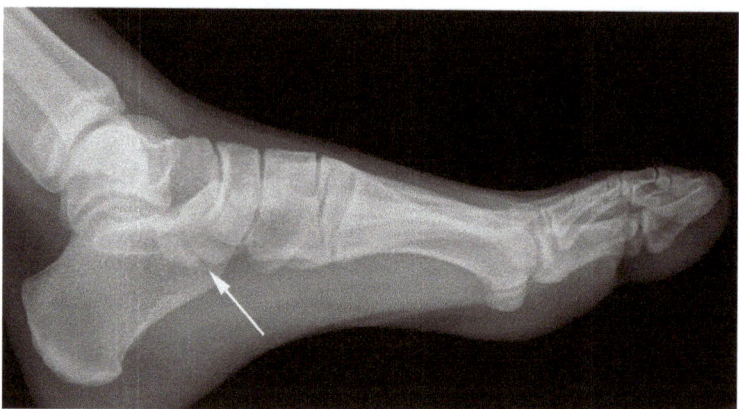

Figuur 10-2
De laterale opname toont eveneens het os tibiale externum.

Diagnose

Pijnlijk os tibiale externum als gevolg van een frequent recidiverende enkeldistorsie

Therapie

De conservatieve behandeling bestaat uit stabiliteitstraining van het enkelgewricht om distorsies te voorkomen. Hierbij horen spierversterking, coördinatietraining op één been, stabiliserende oefeningen en dergelijke.

Als conservatieve therapie niet helpt kan het accessoire botje operatief worden verwijderd. Het betreft een vrij eenvoudige en meestal effectieve operatie.[8]

Bovenstaande patiënte kiest voor conservatief beleid.

Follow-up Patiënte gaat het daaropvolgende jaar nog een aantal keren door de enkel. Daarna neemt de frequentie van het letsel af en verdwijnt het probleem. Zij is nu 21 jaar en voetbalt nog steeds.

Literatuur

1 Stiell I, Wells G, Laupacis A, Brison R, Verbeek R, Vandemheen K, et al. Multicentre trial to introduce the Ottawa ankle rules for use of radiography in acute ankle injuries. Multicentre Ankle Rule Study Group. BMJ. 1995; 311(7005):594-7.

2 Stiell IG, McKnight RD, Greenberg GH, Nair RC, McDowell I, Wallace GJ. Interobserver agreement in the examination of acute ankle injury patients. Am J Emerg Med 1992;10(1):14-7.
3 Stiell IG, Greenberg GH, McKnight RD, Nair RC, McDowell I, Reardon M, et al. Decision rules for the use of radiography in acute ankle injuries. Refinement and prospective validation. JAMA 1993;269(9):1127-32.
4 Graham ID, Stiell IG, Laupacis A, McAuley L, Howell M, Clancy M, et al. Awareness and use of the Ottawa ankle and knee rules in 5 countries: can publication alone be enough to change practice? Ann Emerg Med 2001;37(3): 259-66.
5 Plint AC, Bulloch B, Osmond MH, Stiell I, Dunlap H, Reed M, et al. Validation of the Ottawa Ankle Rules in children with ankle injuries. Acad Emerg Med 1999;6(10):1005-09.
6 Schmidt H, Freyschmidt J. Borderlands of normal and early pathological findings in skeletal radiography. Kohler/Zimmer. Fourth edition. New York: Thieme Medical Publishers Inc, 1993, pp. 118-21.
7 Miller TT. Painful accessory bones of the foot. Semin Musculoskelet Radiol 2002;6(2):153-61.
8 Jasiewicz B, Potaczek T, Kacki W, Tesiorowski M, Lipik E. Results of simple excision technique in the surgical treatment of symptomatic accessory navicular bones. Foot Ankle Surg 2008;14(2):57-61.

10a Addendum: het inversie-varustrauma

Dos Winkel en Koos van Nugteren

Het inversie-varustrauma is het meest voorkomende trauma van de enkel en voet. Vaak wordt het kortweg inversietrauma of ook wel supinatietrauma genoemd. In verreweg de meeste gevallen ontstaan bij dit trauma overrekkingen en/of (partiële) rupturen van het kapselbandapparaat van de enkel, minder frequent van de middenvoet. Er worden echter vaak complicaties gezien, waarvan de vorige patiëntencasus een bijzonder voorbeeld is.

Gradaties

Meestal ruptureren als eerste de anterolaterale structuren. Naarmate het trauma ernstiger is, scheuren de daarachter liggende structuren.

De ernst van het letsel wordt onderverdeeld in de volgende gradaties:
- Graad 1: overrekking van de anterolaterale structuren zoals het ligamentum talofibulare anterius en (eventueel) het ligamentum calcaneofibulare.
- Graad 2: totale ruptuur van het ligamentum talofibulare anterius en overrekking of partiële ruptuur van het ligamentum calcaneofibulare.
- Graad 3: totale ruptuur van de ligamenta talofibulare anterius en calcaneofibulare; overrekking of (partiële) ruptuur van het ligamentum talofibulare posterius.
In bijzondere gevallen kan een ligament van de tibiofibulaire syndesmose ruptureren; het ligamentum tibiofibulare anterius inferius. Dit heeft meestal geen grote consequenties voor de stabiliteit van de enkelvork aangezien andere ligamenten in staat zijn diastase* van de enkelvork te voorkomen. Een syndesmoseletsel wordt meestal veroorzaakt door een ander ongevals-mechanisme dan een inversietrauma.[1]

---

* *Diastase: hier wordt bedoeld: het uiteenwijken van beenderen (in dit geval: tibia en fibula).*

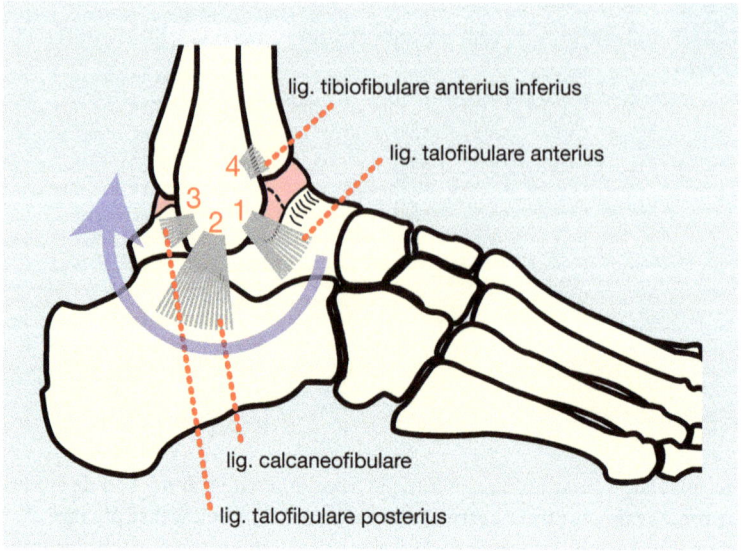

Figuur 10a-1
Meestal ruptureert het ligamentum talofibulare anterius als eerste. Als het letsel ernstiger is, scheuren ook de andere ligamenten. De afbeelding toont de volgorde waarin gewoonlijk de laterale enkelbanden afscheuren bij een inversietrauma. Het ligamentum tibiofibulare anterius inferius kan ook min of meer geïsoleerd ruptureren. Vaak betreft het dan geen klassiek inversie-varustrauma.

Symptomatologie

Pijn Tijdens en direct na het inversietrauma is er hevige pijn aan de anterieure en laterale zijde van de enkel en de voet. (Hard)lopen is vrijwel onmogelijk.

Zwelling Afhankelijk van de ernst ontstaat er (snel) zwelling tengevolge van de optredende bloeding.

Hematoom Een hematoom, klein of groot, is een zeer sterke aanwijzing voor het aanwezig zijn van een ruptuur.

Passieve bewegingen Vrijwel alle passieve bewegingen kunnen pijnlijk zijn door zwelling en rek van de ligamenten. Vooral de passieve inversie van de voet is pijnlijk omdat hierbij rek optreedt van de – meestal meest aangedane – anterolaterale structuren.

Stabiliteitstests Bij circa 15% van de inversietraumata is er een ligamentruptuur. We spreken dan van een tweedegraad- of derdegraadsletsel. In het acute stadium zijn de stabiliteitstests vanwege zwelling en pijn niet erg betrouwbaar. Pas na vier of vijf dagen, als pijn en zwelling verminderen, zijn de tests betrouwbaar. Voor de uitvoering van de stabiliteitstests: *zie bijlage II*.

Tweedegraadsletsel: het ligamentum talofibulare anterius is geruptureerd. De schuifladetest is positief.

Derdegraadsletsel: Het ligamentum calcaneofibulare is nu eveneens gescheurd. De schuifladetest en de varustest zijn positief. Voor de behandeling maakt het niet uit of een of meer ligamenten zijn gescheurd.

In bijzondere gevallen is ook de passieve talustest naar mediaal-lateraal positief: in dat laatste geval is er sprake van rupturen van diverse ligamenten die de enkelvork bij elkaar geklemd houden. Meestal is dan geen sprake geweest van een zuiver inversietrauma.

Weerstand plantairflexie/abductie/pronatie kan pijnlijk zijn als ook de peroneuspezen zijn aangedaan. **Weerstandstests**

Bij palpatie kan de plaats van het letsel nauwkeurig worden gelokaliseerd. Het ligamentum talofibulare anterius is drukpijnlijk en afhankelijk van de ernst zijn ook de daarachter liggende ligamenten drukpijnlijk. Of er sprake is van een *ruptuur* kan door palpatie niet met zekerheid worden vastgesteld. Er is namelijk *ook* sprake van drukpijn in geval van overrekking van een ligament. Als er echter *geen* sprake is van drukpijn, kan men er zeker van zijn dat er *geen* ruptuur is. **Palpatie**

Ottawa Ankle Rules

Bij een aantal klinische bevindingen is het verstandig om een röntgenfoto te laten maken om fracturen uit te sluiten. De Ottawa Ankle Rules beschrijven deze klinische bevindingen. Drukpijn op de achterzijde van de onderste 6 cm van de mediale of laterale maleolus, het os naviculare en de basis van het os metatarsale V zijn verdacht. Dit geldt ook als de patiënt geen vijf passen achter elkaar kan maken (al of niet mankend). Een uitgebreide beschrijving van de Ottawa Ankle Rules is te vinden in *bijlage V*. Men laat uiteraard ook een röntgenfoto maken als sprake is van een standafwijking van de voet.[2]

Complicaties

Er worden vaak complicaties over het hoofd gezien na een enkeldistorsie. Behalve letsel van de laterale enkelbanden is soms (ook) sprake van:
- Letsel van de ligamenta calcaneocuboideum en calcaneonaviculare (samen ligamentum bifurcatum) als gevolg van supinatie/adductie van de midtarsale gewrichten.
- Letsel van het ligamentum cuboideum metatarsale V als gevolg van geforceerde adductie van de voorvoet.
- Letsel van het voorste deel van het mediale kapselbandapparaat.
- Letsel van het ligamentum tibiofibulare anterius inferius. Een ruptuur van dit ligament na een inversietraumata veroorzaakt echter geen dia-

stase van de syndesmose.[6,7] Dit komt doordat andere ligamenten in staat zijn de enkelvork bij elkaar te houden. Bij een dergelijk letsel voldoet de standaardbehandeling voor een laterale enkelbandruptuur.[7]
[4]

> Nota bene: bij andere typen enkeltraumata kunnen *wel* alle ligamenten die de enkelvork bij elkaar houden ruptureren, inclusief de membrana interossea. Vooral bij exorotatie/dorsaalflexietraumata en enkelfracturen komt dit voor. Vrijwel altijd is er dan een positieve squeezetest* in het acute stadium.[3] Contactsporten en sporten waarbij een stijve schoen wordt gedragen vormen een extra risico op dit soort ongevallen.[4]

- Letsel of luxatie van (een van de) peroneuspezen. Luxatie van een van de peroneuspezen door een inversietrauma behoeft (in eerste instantie) geen speciale behandeling. Als de luxatie chronisch wordt, kan eventueel alsnog geopereerd worden. Complicaties als gevolg van een operatie zijn zeldzaam.[7]
- Letsel van de peesscheden en/of pezen van de mm. extensor digitorum longus en/of m. extensor hallucis longus.
- Fracturen: fracturen worden het meest gezien aan de malleolus lateralis of het os metatarsalis V (avulsiefractuur). Soms betreft het de malleolus *medialis* of het os naviculare. Pijn aan de *mediale* zijde, na een inversietrauma, kan ook betekenen dat er sprake is van een mediale impressiefractuur of mediaal kraakbeenletsel. De Ottawa Ankle Rules helpen mee bij de beslissing een röntgenfoto te laten maken om een fractuur aan te tonen of uit te sluiten (*zie bijlage V*). Bij fracturen wordt verwezen naar een specialist. Het type behandeling is afhankelijk van de lokalisatie en ernst van de fractuur.
- Kraakbeenletsel. Zeer verraderlijk zijn de kraakbeenletsels; deze zijn doorgaans niet zichtbaar op de röntgenfoto maar kunnen de revalidatietijd enorm vertragen. Kraakbeenletsels komen veel voor in combinatie met een laterale enkelbandruptuur. In circa twee derde van de gevallen ontstaat kraakbeenschade aan de voorzijde/tip van de *mediale* malleolus en de voorzijde van het mediale talusfacet.[6,7] Bij deze patiënten is (ook) sprake van antero*mediale* palpatiepijn.[7] Bij kleine letsels hoeft dit op lange termijn geen klachten te geven omdat dit deel van het kraakbeen geen deel uitmaakt van het gewrichtsdragende oppervlak. Wanneer tien dagen na het inversietrauma geen duidelijke verbetering is opgetreden, worden opnieuw röntgenopnamen gemaakt om eventuele subchondrale fracturen vast te stellen: deze zijn in veel gevallen één tot twee weken na het trauma pas zichtbaar op de röntgenfoto. In zeldzame gevallen ontstaat door het trauma een osteochon-

---

* *Bij de squeeze-test wordt manuele compressie van tibia en fibula toegepast ter plaatse van het midden van het onderbeen. Als dit pijn provoceert van het distale onderbeen en/of enkel, dan is de test positief.*

draal defect, met een *loose body*, van de antero*laterale* talusrol. Artroscopische refixatie of excisie van het losliggende fragment is dan geïndiceerd.[5]

Na een ruptuur van een enkelband blijven er in circa een derde van de gevallen restklachten in de zin van pijn, gevoel van instabiliteit, regelmatig zwikken of manklopen.[6]

Diagnose

Na een inversietrauma wordt eerst nagegaan of er sprake is van bevindingen zoals beschreven in de Ottawa Ankle Rules (*bijlage V*): als dat het geval is, laat men een röntgenfoto maken om eventuele fracturen uit te sluiten.

Direct na het inversietrauma wordt de enkel gezwachteld en hoog gelegd. Patiënt mag in beperkte mate (met krukken) lopen. De waarde van het koelen van de aangedane enkel is omstreden. Onderzoek naar het al of niet aanwezig zijn van een *ruptuur* is in het acute stadium niet betrouwbaar vanwege pijn en zwelling van de enkel. Na vier of vijf dagen wordt de zwachtel verwijderd en de enkel onderzocht op het eventueel aanwezig zijn van een ruptuur. Een (klein of groot) hematoom betekent 90% kans op een ruptuur. Een hematoom in combinatie met een positieve schuifladetest (*zie bijlage II*) vergroot de kans tot bijna 100%.[7]

Een negatieve schuifladetest en geen hematoom betekent dat er *geen* sprake is van een ruptuur. Hetzelfde geldt bij *afwezigheid* van drukpijn op het ligament.[7]

Therapie

Overrekking

Na het trauma wordt een steunende elastische zwachtel voorgeschreven, die gedurende vier of vijf dagen gedragen wordt. Daarna mag men geleidelijk de belasting opbouwen op geleide van pijn. Soms zijn de eerste dagen krukken nodig om te kunnen lopen. Herstel vindt meestal plaats in één tot twee weken.

Ruptuur

– Na het trauma wordt gedurende vier tot vijf dagen een steunende elastische bandage voorgeschreven. Verder wordt het been hoog gelegd.
– Daarna, als de zwelling voor een groot deel is verdwenen, dient men de enkel in te tapen.
  • Als er sprake is van zware beharing, dan is het verstandig het onderbeen te scheren met een tondeuse.

- De enkel wordt ingetapet met de voet in 90° en in lichte eversie (bij een lateraal enkelbandletsel).
- Iedere week wordt de tapeconstructie ververst. Verstandig is het om de avond voordat een nieuwe tapeconstructie wordt aangelegd, de oude tape te laten verwijderen door de patiënt. De onderliggende huid kan dan gedurende de nacht herstellen; al te langdurig dragen van tape leidt vaak tot overgevoeligheid van de huid voor de lijm die in de tape wordt gebruikt.
- In de loop van de tijd wordt steeds een lichtere constructie aangebracht. In de laatste week zijn één of twee stroken voldoende.
- Gemiddeld is zes weken tapen noodzakelijk.
– Beweging van de enkel in dorsaalflexie-plantairflexierichting is met tape (in bepaalde mate) goed mogelijk. Het is verstandig deze bewegingen in een vroeg stadium frequent uit te voeren, eerst onbelast en daarna licht belast; fietsen in een lage versnelling en op een relatief hoog zadel (de voorvoet op de pedalen) is een goede mogelijkheid hiertoe.
– Geleidelijke toename van de belasting op de enkel wordt aangeraden, in eerste instantie met gebruikmaking van krukken. Het is verstandig de voet *functioneel* te belasten; een normaal looppatroon – indien nodig ondersteund met krukken – wordt aanbevolen.
– Medicamenteus; bij veel pijn wordt paracetamol aangeraden. NSAID's hebben vermoedelijk meer na- dan voordelen.[2]

Er wordt geen onderscheid gemaakt in de behandeling van enkelvoudige of meervoudige enkelbandrupturen.[7]

> Het afwachten van het natuurlijke beloop van een enkelbandruptuur betekent dat bij een percentage van deze patiënten chronische instabiliteit zal ontstaan. De kans op recidiverend zwikken is dan driemaal zo groot.[7] Dit kan leiden tot kraakbeenbeschadiging, vooral aan de mediale malleolus en/of mediale zijde van de talus. Hierdoor ontstaat op lange termijn verhoogd risico op artrose.[8] Een juiste behandeling na een inversietrauma is dus op lange termijn van groot belang voor de stabiliteit en kwaliteit van het enkelgewricht.

Fysio-, kinesi-, oefentherapie

Fysio-, kinesi- of oefentherapeutische behandeling kan – licht gedoseerd – worden gegeven zodra de enkel gestabiliseerd is door de tape. In de loop van de weken worden de oefeningen verzwaard. Oefentherapie bestaat uit training van spierkracht, coördinatie, evenwicht, stabiliteit en goed gedoseerde opbouw van de belasting. Bij bewegingsbeperkingen kan men mobiliserende oefeningen geven. De duur en frequentie van de behandelingen is zeer afhankelijk van het activiteitenniveau dat de patiënt wil bereiken; iemand die niet sport, heeft geen sportspecifieke training nodig. Een veld- of zaalsporter dient intensief te worden voorbereid op hervatting van de betreffende sport. De recidiefkans is groot als men te snel begint met (voluit) sporten.

Literatuur

1 Uys HD, Rijke AM. Clinical association of acute lateral ankle sprain with syndesmotic involvement: a stress radiography and magnetic resonance imaging study. Am J Sports Med 2002;30(6):816-22.
2 NHG-Standaard Enkeldistorsie. Utrecht: Nederlands Huisartsen Genootschap, 2000.
3 Hopkinson WJ, St Pierre P, Ryan JB, Wheeler JH. Syndesmosis sprains of the ankle. Foot Ankle 1990;10(6):325-30.
4 Williams GN, Jones MH, Amendola A. Syndesmotic ankle sprains in athletes. Am J Sports Med 2007;35(7):1197-207.
5 Dijk CN van, Scholte D. Arthroscopy of the ankle joint. Arthroscopy 1997; 13(1):90-6.
6 Dijk CN van. On diagnostic strategies in patients with severe ankle sprain. Proefschrift. Amsterdam, 1994.
7 Consensus diagnostiek en behandeling van het acute enkelletsel. Participerende verenigingen en instanties Koninklijk Nederlands Genootschap voor Fysiotherapie, Nederlands Huisartsen Genootschap, Nederlandse Orthopaedische Vereniging, Nederlandse Vereniging voor Heelkunde, Nederlandse Vereniging voor Radiologie, Vereniging voor Epidemiologie, Vereniging voor Sportgeneeskunde. Februari 1999.
8 Dijk CN van, Bossuyt PM, Marti RK. Medial ankle pain after lateral ligament rupture. J Bone Joint Surg Br 1996l;78(4):562-7.

11 Traumatisch ontstane pijn en zwelling van de grote teen bij een 15-jarige voetballer

Koos van Nugteren

Tijdens een voetbalwedstrijd raakte een 15-jarige jongen met zijn voet de doelpaal. Hoewel zijn voet nogal pijn deed, voetbalde hij toch door tot het fluitsignaal van de rust klonk. Aangezien de pijn in de rust toenam en hij ging manklopen, besloot hij de tweede helft niet meer mee te doen. Na enkele uren werd de voorvoet dik en kon hij de grote teen actief en passief niet meer extenderen; dit was te pijnlijk.

Drie dagen later had hij toevallig een afspraak met zijn fysiotherapeut wegens een andere blessure; hij gebruikte deze gelegenheid om zijn voet te laten onderzoeken.

Status praesens

Patiënt heeft pijn ter plaatse van de mediale zijde van de voorvoet; de pijn neemt toe tijdens lopen.

Inspectie en algemene palpatie

De grote teen en de mediale zijde van de voorvoet zijn gezwollen, rood, warm en pijnlijk.

Patiënt loopt mank; vooral tijdens de afzet van de voet wordt pijn gevoeld.

Functieonderzoek

– Metatarsofalangeaal I: extensie is nauwelijks mogelijk en pijnlijk. Flexie is in mindere mate ook beperkt en pijnlijk.
– Het interfalangeale I gewricht en de gewrichten tussen de kopjes van de metatarsalia tonen geen pijn of beperkingen bij het bewegingsonderzoek.
– Er is geen sprake van asdrukpijn.

Specifieke palpatie

Forse drukpijn bestaat rondom het metatarsofalangeale I gewricht.

Interpretatie Inspectie, palpatie en functieonderzoek tonen alle de symptomen van een artritis, in dit geval een traumatische artritis. Vermoedelijk is tijdens het trauma de grote teen in aanraking gekomen met de doelpaal en heeft een distorsie van het metatarsofalangeale I gewricht plaatsgevonden. Daarbij zijn gewrichtsbanden en/of gewrichtskraakbeen van het betreffende gewricht beschadigd.

Een fractuur van een middenvoetsbeentje, een falanx of een groeischijf is onwaarschijnlijk aangezien er geen asdrukpijn bestaat. Een fractuur van de groeischijf van het os metatarsale I is het minst waarschijnlijk omdat deze groeischijf zich vrijwel altijd in het *proximale* deel van het os metatarsale bevindt (*figuur 11-1*). Voor de zekerheid laat de huisarts toch een röntgenfoto maken; deze toont, aldus de radiodiagnost, geen ossale afwijkingen.

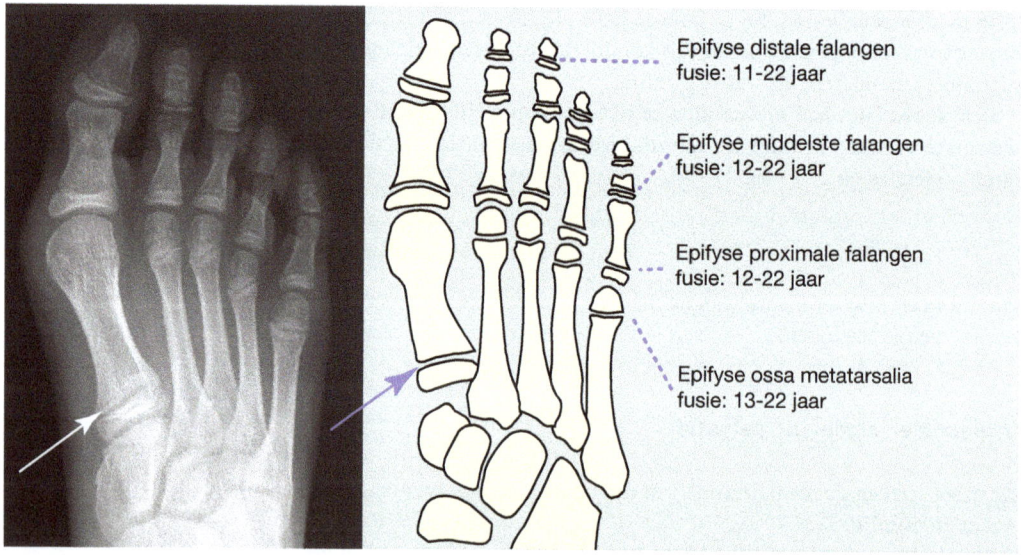

Figuur 11-1
De groeischijf van het os metatarsale I bevindt zich vrijwel altijd in het proximale deel van het os metatarsale. Deze röntgenfoto is niet van de hier beschreven patiënt.

Diagnose

Traumatische artritis tengevolge van een distorsie van het metatarsofalangeale I gewricht

Therapie

In geval van een distorsie is enkele dagen tot een week gedoseerde rust noodzakelijk. Deze tijd is nodig om de inflammatie van het kapsel tot rust te laten komen. Daarna mag heel geleidelijk de belasting weer worden opgevoerd. Veelvuldig licht belast bewegen is dan bevorderlijk voor het herstel. Een goede mogelijkheid is fietsen met het zadel in een hoge stand, waarbij de voorvoet op de pedalen wordt gezet. Bij iedere omwenteling maakt de grote teen een extensiebeweging.

Afhankelijk van de ernst van het ligamentletsel duurt het herstel één tot acht weken. Als ook gewrichtskraakbeen is beschadigd kan het herstel vele maanden duren, ervan uitgaande dat geleidelijk fibrocartilagineus kraakbeen wordt gevormd ter plaatse van het letsel.

Follow-up

Een maand later is de situatie zodanig verbeterd dat patiënt weer goed kan lopen. Hardlopen en dus ook voetbal provoceren echter nog steeds de pijn. Bij onderzoek zijn de passieve bewegingen nagenoeg pijnloos mogelijk; wel is er forse drukpijn aan de plantaire zijde van het metatarsofalangeale gewricht. We vermoeden dat er sprake is van irritatie van het os sesamoideum (sesamoïditis). Hieronder verstaan we een irritatie van het gewrichtje dat gevormd wordt door het mediale sesambeentje in de pees van de m. flexor hallucis longus en de plantaire zijde van het caput ossis metatarsale I. Dit gewrichtje is te vergelijken met een minuscuul patellofemoraal gewricht. Het is een lastig op te lossen probleem, aangezien dit sesambotje bij de afzet van de voet tijdens het lopen zwaar wordt belast. Patiënt krijgt hiervoor een visco-elastische inlegzool; deze wordt opgemeten door een podotherapeut.

Enkele maanden later is patiënt nog steeds niet in staat te voetballen wegens plantaire pijn ter plaatse van het metatarsofalangeale I gewricht. Nu besluit ik de enkele maanden eerder gemaakte röntgenfoto op te vragen om vooral de ossa sesamoidea nauwkeurig te bekijken. De foto toont de beide ossa sesamoidea. Het mediale os sesamoideum bestaat echter uit twee delen. Dit kan betekenen dat er een fractuur is, of een bipartite mediaal os sesamoideum. Dit laatste is een anatomische variatie die niet pathologisch is. Ik vraag een *second opinion* bij een andere radiodiagnost.

Deze is op grond van de beeldvorming vrijwel zeker van een fractuur van het betreffende os sesamoideum vanwege de rechte en scherpe begrenzing tussen de beide botdelen. Ook de grote afstand tussen de botdelen suggereert een fractuur. Samen met het klinisch beeld is de diagnose hiermee rond.

Diagnose

Fractuur van het mediale os sesamoideum

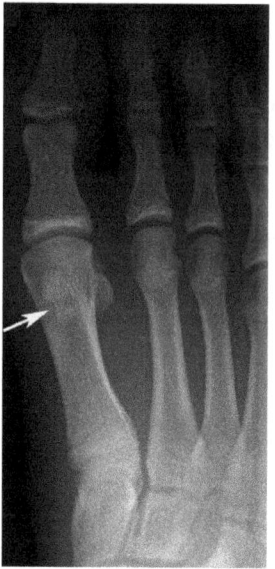 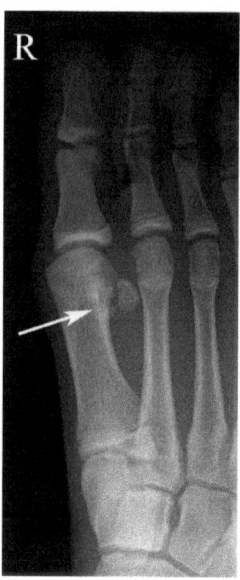

Figuur 11-2 (links)
De röntgenfoto toont volgens de radiodiagnost geen ossale afwijkingen. Toch is er duidelijk sprake van een mediaal os sesamoideum dat uit twee delen bestaat.

Figuur 11-3 (rechts)
Een schuin genomen opname bevestigt het eerdere beeld: de scherpe afgrenzingen tussen de beide botdelen en de grote onderlinge afstand suggereren een fractuur.

Patiënt krijgt het advies om zware belastingen van de voorvoet voorlopig achterwege te laten en op geleide van de pijn de belasting op te voeren. Als dit niet voldoende helpt kan hij geopereerd worden; het gefractureerde os sesamoideum zal dan worden verwijderd.

Patiënt voelt weinig voor een operatie en gaat akkoord met conservatief beleid.

Verdere follow-up De klachten worden heel geleidelijk minder. De eerste maanden kan patiënt nog niet hardlopen. Wandelen op schoenen met goede inlegzooltjes is wel mogelijk. Patiënt fietst regelmatig en doet aan fitness om de conditie optimaal te houden. Na vier maanden begint hij met de opbouw van de voetbaltraining. Pas een half jaar na het trauma is patiënt volledig klachtenvrij, ook tijdens voetbalwedstrijden.

11a Addendum: de ossa sesamoidea van de voet

Koos van Nugteren

Ossa sesamoidea

Aan de plantaire zijde van de voet worden diverse sesambeentjes aangetroffen (*figuur 11-1*).

Het zijn maar kleine botjes die op het eerste gezicht van ondergeschikt belang lijken. Men moet zich echter realiseren dat tijdens wandelen en hardlopen bij iedere stap tijdens het afzetten van de voet het lichaamsgewicht op de sesambeentjes van de voorvoet terechtkomt. Vooral tijdens het laatste deel van de afzetfase komen er grote krachten op de beide sesambeentjes van het eerste metatarsofalangeale gewricht. Een afwijking of beschadiging van een os sesamoideum is snel hinderlijk tijdens het wandelen of bij sportactiviteiten. In dergelijke gevallen spreken we meestal van een sesamoïditis; er zijn echter verschillende vormen van pathologie die een pijnlijk sesambeentje kunnen veroorzaken.

Anatomie en functie

Onder het kopje van os metatarsale I zijn vrijwel altijd twee sesambeentjes aanwezig.[1]* Zij liggen ingebed in een dik gewrichtskapsel en de bovenzijde is bekleed met hyalien kraakbeen: de sesambeentjes articuleren met de kop van os metatarsale I:[2] er is dus sprake van een normaal synoviaal gewricht dat te vergelijken is met het patellofemorale gewricht van de knie, maar dan veel kleiner. Aan de ossa sesamoidea van het metatarsofalangeale gewricht insereren de volgende pezen:
– het mediale os sesamoideum: de mediale kop van de m. flexor hallucis longus en de m. abductor hallucis;
– het laterale os sesamoideum: de laterale kop van de m. flexor hallucis brevis en de m. adductor hallucis.

---

* *In zeldzame gevallen ontbreekt het mediale en in zeer zeldzame gevallen ontbreekt het laterale sesambeentje.*

De sesambeentjes van het eerste metatarsofalangeale gewricht beschermen de pezen van de voornoemde spieren wanneer de voet belast wordt en geven een mechanisch voordeel door een gunstiger hoek waaronder de eindpezen kunnen insereren aan de falanx van de grote teen. Verder absorberen zij een deel van de kracht die door het lichaamsgewicht op de mediale voorvoet wordt uitgeoefend: ze tillen als het ware het kopje van het os metatarsale I van de grond en verminderen de frictie tussen de betreffende pezen en het metatarsofalangeale gewricht.[1]

Meestal is er ook een os sesamoideum aanwezig onder het kopje van os metatarsale II en V, en zelden wordt er een onder het os metatarsale III en IV aangetroffen.[2] Allerlei variaties in aantal en vorm zijn hierbij mogelijk. Ook kunnen verschillen bestaan in aantal en vorm tussen de sesamoidea van de linker- en rechtervoet van dezelfde persoon. Soms bestaat een os sesamoideum uit twee gescheiden delen (bipartite sesamoïd): meestal betreft dat het mediale sesamoïd van het metatarsofalangeale I gewricht bij vrouwen.[3] Het voorkomen van bipartite ossa sesamoidea maakt het lastig deze entiteit te differentiëren van een fractuur. Fracturen treden typisch op bij het neerkomen op de voorvoet na een val of sprong.

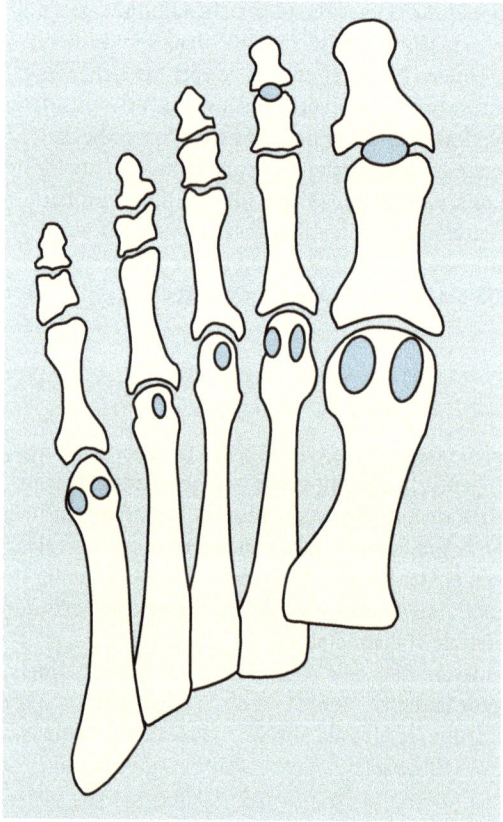

Figuur 11a-1
Mogelijke lokalisaties van ossa sesamoidea van de voet (naar Köhler).[2] Plantair aanzicht.

Ossa sesamoidea ontwikkelen zich uit groeikernen, bij meisjes op een leeftijd van 9 à 10 jaar en bij jongens tussen 11 en 12 jaar. Enige variatie hierin is mogelijk.

Pathologie

Er bestaan diverse vormen van pathologie van de ossa sesamoidea en ermee samenhangende weke delen rond het eerste metatarsofalangeale gewricht van de voet.[4] Pijn kan ontstaan door congenitale, traumatische, infectieuze of ischemische oorzaken.[5] Aangezien er vele structuren in dit gebied aanwezig zijn die pijn kunnen veroorzaken is het vaak lastig de juiste diagnose te stellen. Differentiaaldiagnostisch kan gedacht worden aan niet minder dan dertig verschillende mogelijkheden.[4]

Fractuur

Traumata van de voorvoet kunnen gemakkelijk leiden tot een fractuur van een os sesamoideum. Vaak ontstaat een fractuur door hard neerkomen op de voorvoet na een sprong of val. Ook geforceerde extensie van de grote teen, zoals bij het schoppen tegen een bal of hard voorwerp, vormt een risico:[2] de hiervóór beschreven 15-jarige patiënt is daar een voorbeeld van.

In eerste instantie bestaat de therapie uit het ontlasten van het aangedane sesambeentje. Dit is op verschillende manieren te realiseren:
- sportverbod voor wat betreft lopen en hardlopen;
- speciale inlegzooltjes die ervoor zorgen dat het aangedane sesambeentje minder belast wordt;
- in ernstige gevallen eventueel loopgips waarbij de voorvoet volledig ontlast wordt.

Therapie

Als conservatief beleid niet helpt, kan men het gefractureerde os sesamoideum operatief verwijderen.

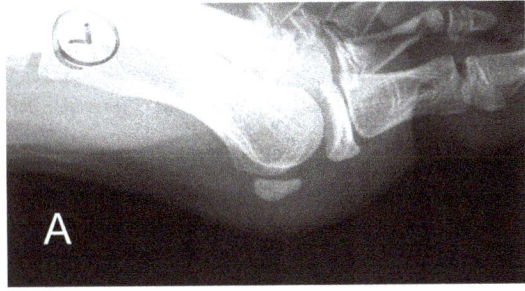 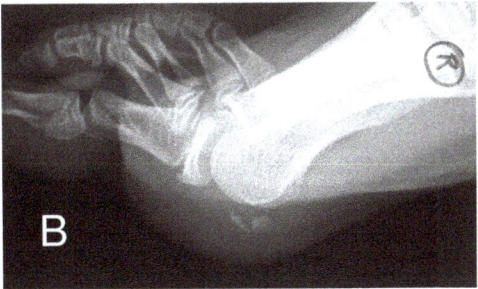

Figuur 11a-2
Twee conventionele röntgenfoto's gemaakt van een 10-jarig meisje met pijn onder de rechtervoorvoet. A De opname toont een gezond lateraal os sesamoideum onder het kopje van het os metatarsale I van de linkervoet. B Dezelfde opname van de rechtervoet toont pathologie in de zin van avasculaire necrose.

Avasculaire necrose*

Bij jonge tieners dient men in het bijzonder rekening te houden met osteochondrotische afwijkingen van de nog groeiende ossa sesamoidea. Vooral chronische overbelasting kan leiden tot verstoring van de vascularisatie in deze nog groeiende botkernen. We spreken dan van een avasculaire necrose van het os sesamoideum.

Waarschijnlijk kunnen (mini)traumatische gebeurtenissen of overbelasting bij een al verminderde vascularisatie van het os sesamoideum de aandoening manifest maken. In dat opzicht lijkt de aandoening op een aantal andere 'osteochondrotische aandoeningen' van het jeugdige skelet zoals de ziektes van Perthes, van Osgood-Schlatter, van Sever en van Köhler I en II. Het microscopisch beeld van een avasculaire necrose van een sesambeentje komt dan ook overeen met het beeld van een idiopathische avasculaire botnecrose van de femurkop.[6]

Therapie De therapie komt overeen met wat beschreven wordt bij de fractuur: in eerste instantie afwachtend beleid waarbij het os sesamoideum ontlast wordt. Als dit niet helpt kan operatieve verwijdering uitkomst bieden. De resultaten hiervan zijn goed, ook op lange termijn.

> Een avasculaire botnecrose van een van de ossa sesamoidea is vrij zeldzaam.[7] Kliman e.a. (1983) beschreven zes gevallen van osteochondrose van sesambeentjes van metatarsofalangeale gewrichten van de voet.[8] De aandoening troffen zij voornamelijk aan bij jonge vrouwen. Zij noemden *stressfracturen* als mogelijke oorzaak. Jonge dansers die veelvuldig hun voorvoet belasten lopen een verhoogd risico op de aandoening.[9] Er worden echter ook gevallen beschreven van avasculaire necrose bij personen die geen bijzondere belasting van de voorvoet hadden ondergaan.[6]

Anatomische variaties

Het os sesamoideum kan individueel sterk verschillen van vorm (*figuur 11a-3*). Als anatomische variatie bestaat onder andere het bipartite os sesamoideum; het is een sesambeentje dat uit twee delen bestaat. De twee delen zijn onderling verbonden door fibrocartilagineus weefsel.[11] De prevalentie van een bipartite sesamoïd ligt tussen 4 en 33% (de literatuur verschilt hierin nogal). Soms bestaat het os sesamoideum zelfs uit drie of vier delen. Dit is geen vorm van pathologie maar een normale anatomische variatie die normaalgesproken geen klachten veroorzaakt. Wel wordt in de literatuur vermeld dat voeten met een hallux valgus relatief vaak bipartite ossa

---

* *Een voorbeeld van avasculaire necrose van een sesambeentje van de voet wordt beschreven in het laatste hoofdstuk van een eerdere uitgave van* Orthopedische Casuïstiek:*'Kinderorthopedie; de kwetsbaarheid van het jeugdige skelet.*

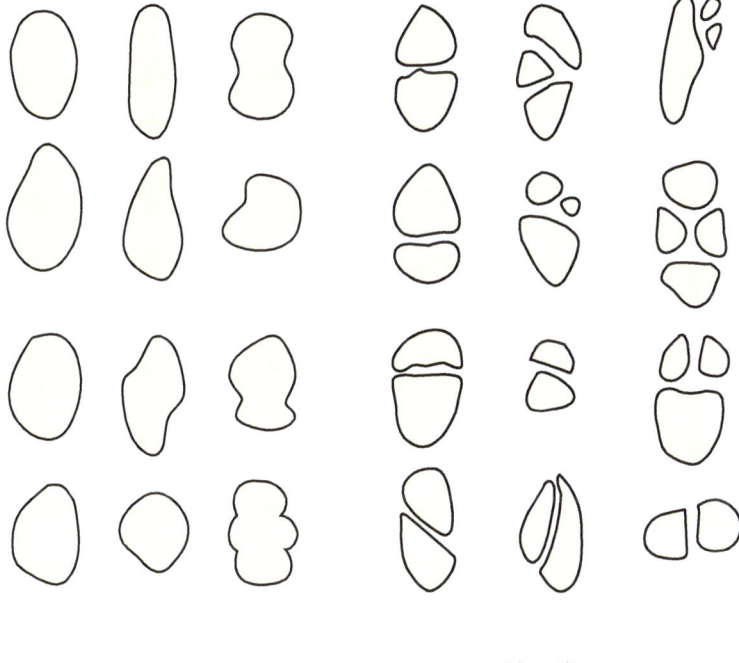

mono partite   multi partite

Figuur 11a-3
Anatomische variaties van het os sesamoideum[2] rond het metatarsofalangeale I gewricht (naar Kewenter[12] en Köhler/Zimmer[2]).

sesamoidea bevatten.[10] Het idee bestaat dat een sesamoïd dat uit één deel bestaat beter in staat is om valgiserende krachten op de grote teen tegen te gaan dan een bipartite sesamoïd (*zie figuur 11a-4*).[11]

Bipartite of fractuur?

Het bipartite os sesamoideum kan op een röntgenfoto bedrieglijk veel lijken op een fractuur. Men kan met enige mate van waarschijnlijkheid een fractuur differentiëren van een bipartite os sesamoideum: de fractuurlijn op een röntgenfoto is in het algemeen scherper afgetekend en de gap tussen de botdelen is groter. Verder is een bipartite os sesamoideum meestal groter dan een unipartite, terwijl het gefractureerde alleen groter *lijkt* doordat er een fractuurlijn tussen de botdelen bestaat.[2] Meer zekerheid is te krijgen door het maken van een botscan.[11]

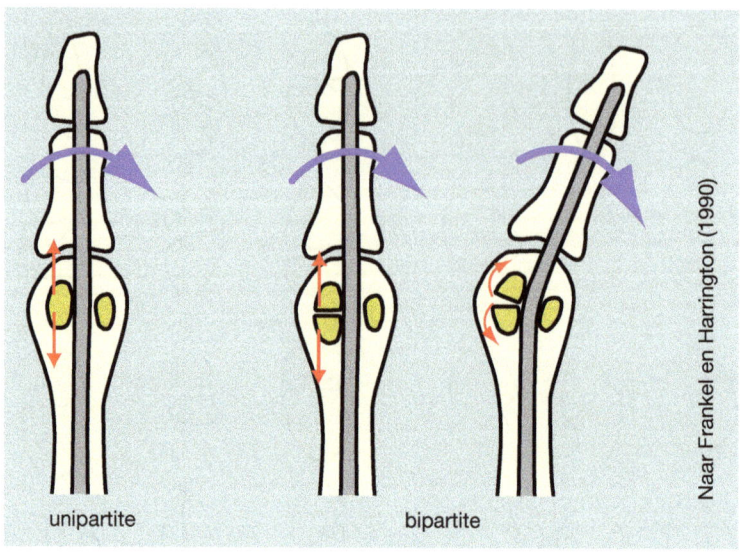

Figuur 11a-4
Een unipartite sesamoïd is vermoedelijk beter in staat is om valgiserende krachten (op de grote teen) tegen te gaan dan een bipartite sesamoïd.

Bijlage I

Functieonderzoek van de voet

Het functieonderzoek van de voet wordt voorafgegaan door:
- inspectie in stand, tijdens lopen, lopen op de tenen en lopen op de hielen;
- algemene palpatie gericht op onderzoek van temperatuur en zwelling.

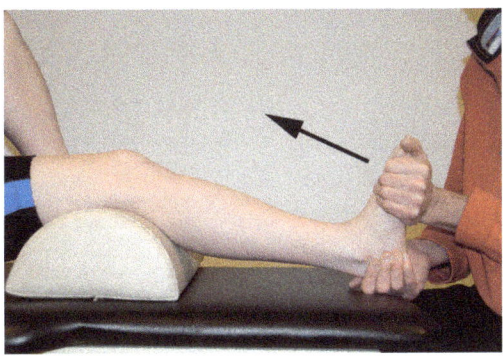

Passieve dorsaalflexie (kussen onder de knie). NB: ook uitvoeren terwijl patiënt actief de voet meebeweegt.

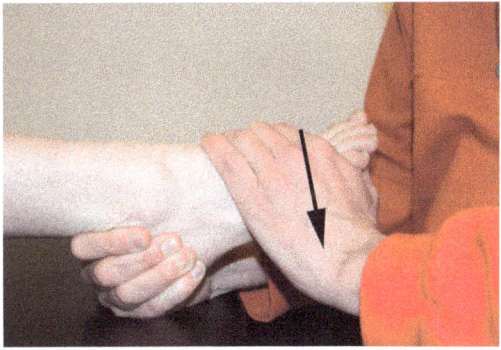

Passieve plantairflexie

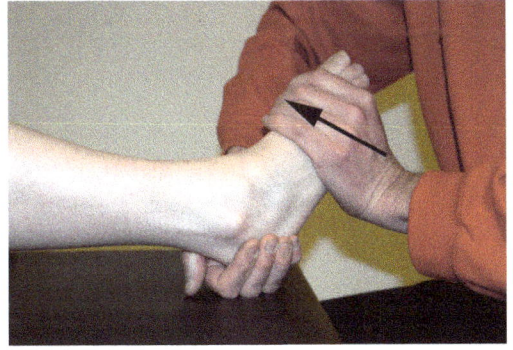

Passieve inversie

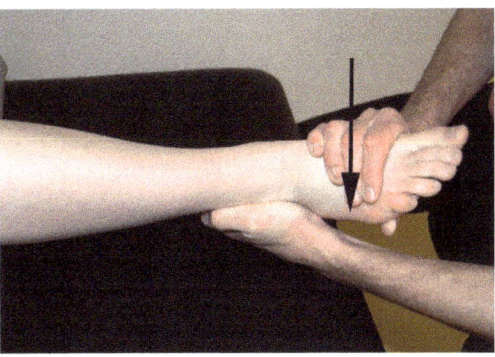

Passieve eversie

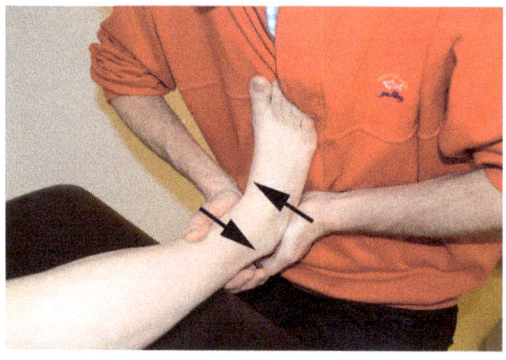
Passieve varusbeweging van het onderste spronggewricht met de voet in maximale dorsaalflexie

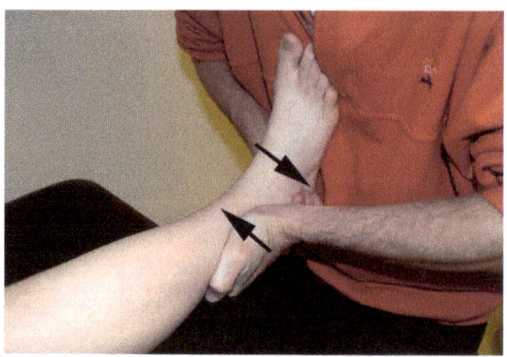
Passieve valgusbeweging met de voet in maximale dorsaalflexie

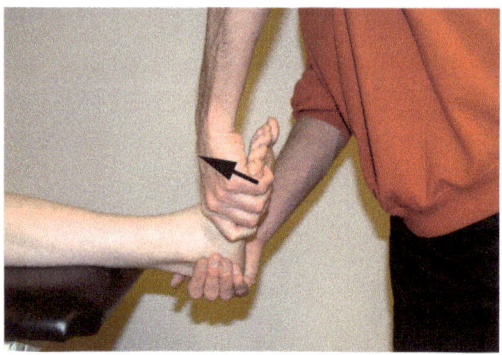
Passieve dorsaalflexie van de midtarsale gewrichten

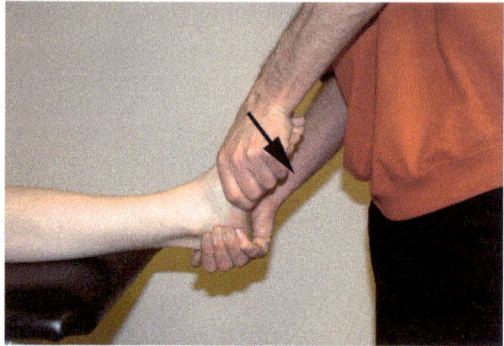
Passieve plantairflexie van de midtarsale gewrichten

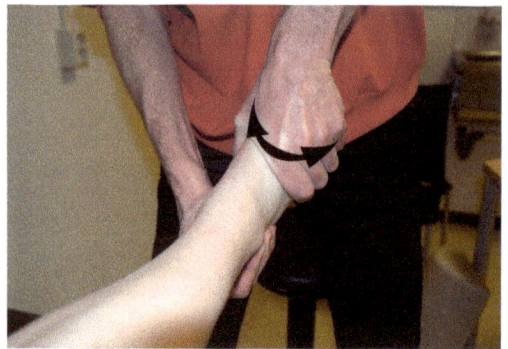
Passieve pronatie en supinatie van de midtarsale gewrichten

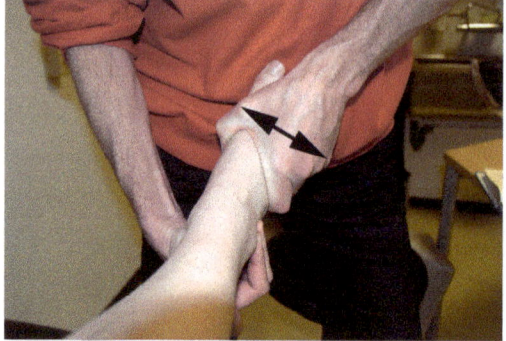
Passieve abductie en adductie van de midtarsale gewrichten

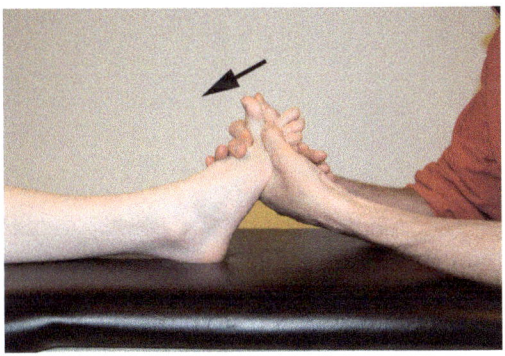

Passieve dorsaalflexie van het metatarsofalangeale I gewricht, met de voet in plantairflexie

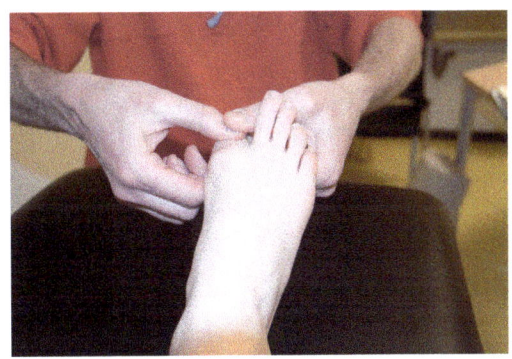

Passieve plantairflexie van het metatarsofalangeale I gewricht

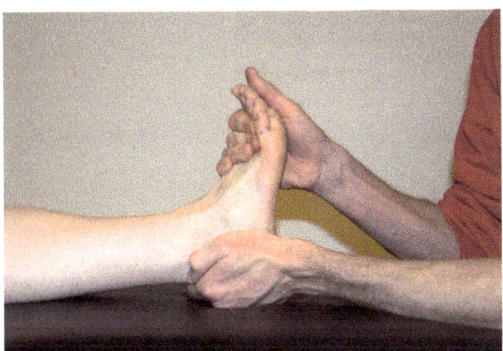

Weerstand dorsaalflexie

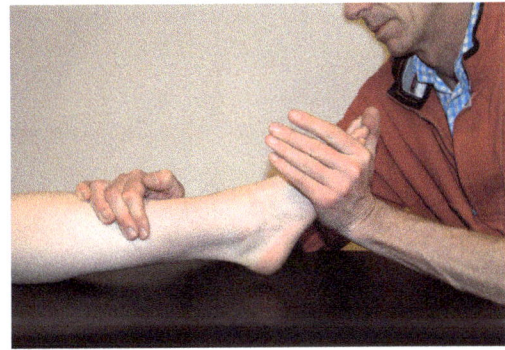

Weerstand plantairflexie

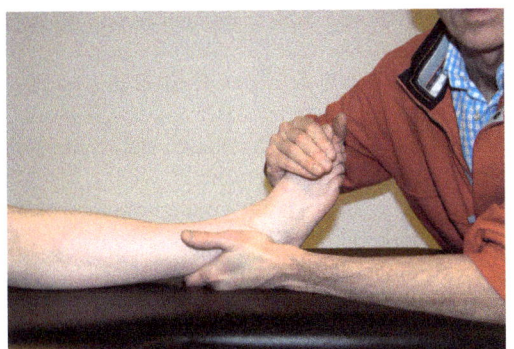

Weerstand supinatie

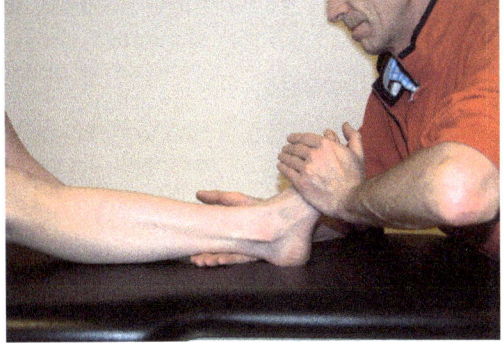

Weerstand pronatie

Bijlage II

Stabiliteitstests van de voet

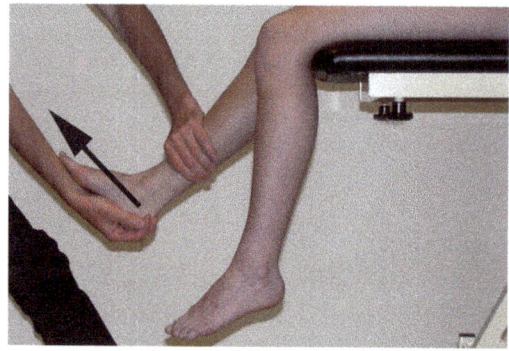

Schuifladetest naar voren

Uitgangshouding: ruglig of zit op de onderzoekstafel met de onderbenen afhangend.

Uitvoering: de onderzoeker omvat de hiel, brengt de enkel in circa 10° plantairflexie en transleert de voet naar anterieur. Het onderbeen wordt circa 10 cm boven de enkel gefixeerd met de andere hand. Het is uiterst belangrijk dat de patiënt zich tijdens de test ontspant.

De test is positief als de voet ten opzichte van het onderbeen 1 cm of meer naar anterieur beweegt in vergelijking met de gezonde zijde.

Geteste structuren: ligamentum talofibulare anterius, tibiotalare anterius en tibionaviculare.

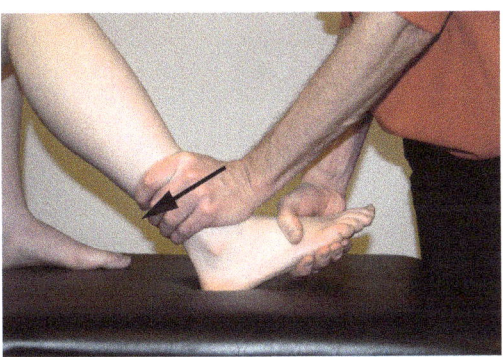

Schuifladetest naar voren, alternatieve (minder betrouwbare) uitvoering.

Uitgangshouding: ruglig met opgetrokken knieën.
Uitvoering: de onderzoeker duwt het onderbeen naar posterieur ten opzichte van de voet.
Geteste structuren: ligamentum talofibulare anterius, tibiotalare anterius en tibionaviculare.
De test is positief als er sprake is van pijn en hypermobiliteit tijdens de uitvoering.

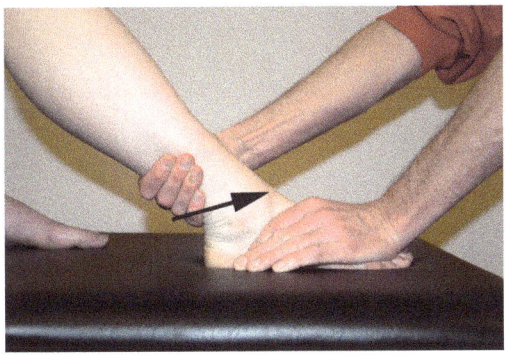

Schuifladetest naar achteren.

Uitgangshouding: ruglig met opgetrokken knieën.
Uitvoering: de onderzoeker trekt het onderbeen naar anterieur ten opzichte van de voet.
Geteste structuren: ligamentum talofibulare posterius en/of ligamentum tibiotalare posterius.
De test is positief als er sprake is van pijn en hypermobiliteit tijdens de uitvoering.

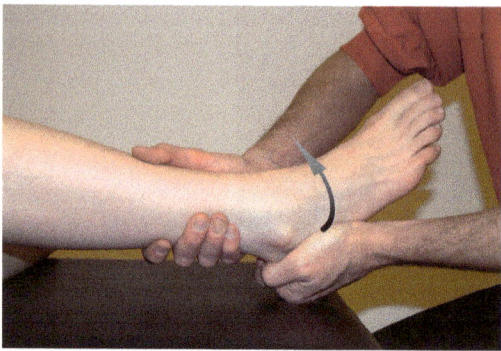

Passieve varustest.

Uitgangshouding: zit of ruglig op de onderzoeksbank.
Uitvoering: de onderzoeker beweegt met een korte, snelle beweging de calcaneus in varusrichting en terug.
Geteste structuur: ligamentum calcaneofibulare. De test is ook positief bij een ruptuur van de voorste onderste syndesmose (ligamentum tibiofibulare anterius inferius): zie volgende test.
De test is positief als er een (pijnlijke) klik optreedt. NB: hypermobiliteit komt frequent voor bij asymptomatische patiënten; vergelijking met de gezonde zijde wordt dus aanbevolen.

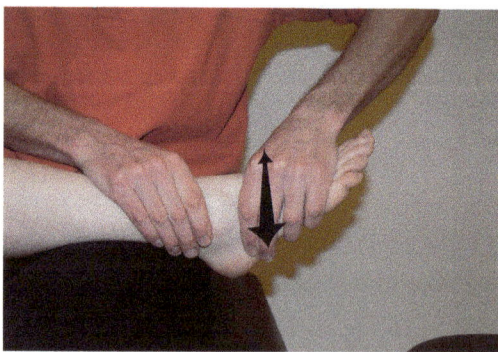

Passieve talustest mediaal lateraal.

Uitgangshouding: ruglig op de onderzoeksbank met de knie licht geflecteerd. Het onderbeen van de patiënt rust op het bovenbeen van de onderzoeker (die op het voeteneinde van de onderzoeksbank zit).
Uitvoering: de onderzoeker transleert afwisselend de voet naar mediaal en lateraal. De talus beweegt hierbij in zijwaartse richting in de enkelvork als deze te breed is.
Geteste structuur: ligamentum tibiofibulare anterius inferius.
De test is positief als een pijnlijk klikken kan worden opgewekt.

Bijlage III

Capsulaire patronen

Onder een capsulair patroon wordt verstaan: een voor ieder gewricht kenmerkende volgorde van (al of niet pijnlijke) bewegingsbeperkingen die ontstaan bij irritatie van het *totale* gewrichtskapsel zoals bij artritis of artrose.

Capsulaire patronen van de voet: de meest beperkte beweging wordt eerst genoemd.

Het bovenste spronggewricht (articulatio talocruralis):
1 plantairflexie;
2 dorsaalflexie.

Het onderste spronggewricht:
1 varus;
2 valgus.

Het midtarsale gewricht:
1 plantairflexie – adductie – supinatie in gelijke mate;
2 dorsaalflexie.

Het metatarsofalangeale I gewricht:
1 extensie;
2 flexie.

De metatarsofalangeale gewrichten II t/m IV:
   De metatarsofalangeale gewrichten neigen tot fixatie in extensie met flexie van de interfalangeale gewrichten.

Bijlage IV

Ossificatiecentra van de voet: tijdstip van verschijnen en fusie

De vermelde leeftijden zijn schattingen gebaseerd op verschillende bronnen.[1-3] De leeftijden gelden voor jongens. Bij meisjes verschijnen en fuseren de ossificatiecentra gemiddeld eerder dan bij jongens.

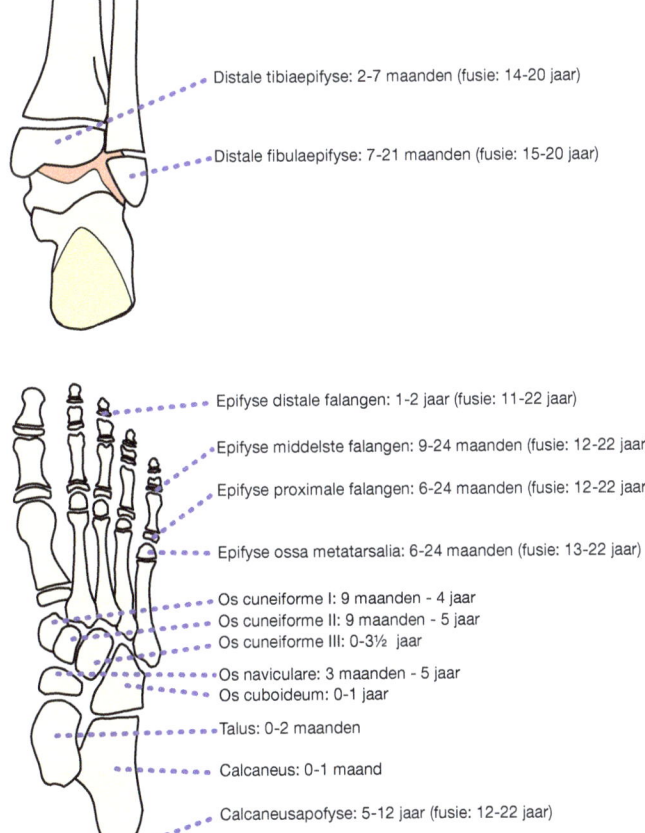

- Distale tibiaepifyse: 2-7 maanden (fusie: 14-20 jaar)
- Distale fibulaepifyse: 7-21 maanden (fusie: 15-20 jaar)
- Epifyse distale falangen: 1-2 jaar (fusie: 11-22 jaar)
- Epifyse middelste falangen: 9-24 maanden (fusie: 12-22 jaar)
- Epifyse proximale falangen: 6-24 maanden (fusie: 12-22 jaar)
- Epifyse ossa metatarsalia: 6-24 maanden (fusie: 13-22 jaar)
- Os cuneiforme I: 9 maanden - 4 jaar
- Os cuneiforme II: 9 maanden - 5 jaar
- Os cuneiforme III: 0-3½ jaar
- Os naviculare: 3 maanden - 5 jaar
- Os cuboideum: 0-1 jaar
- Talus: 0-2 maanden
- Calcaneus: 0-1 maand
- Calcaneusapofyse: 5-12 jaar (fusie: 12-22 jaar)

Literatuur

1 Hensinger RN. Standards in pediatric orthopedics. New York: Raven Press, 1986.
2 Schmidt H, Freyschmidt J. Borderlands of normal and early pathological findings in skeletal radiography. Kohler/Zimmer. Fourth edition. New York: Thieme Medical Publishers Inc, 1993.
3 Lovell and Winter's Pediatric Orthopaedics, 5e editie. Volume II. Philadelphia: Lippincott William & Wilkins, 2001.

Bijlage V

Ottawa Ankle Rules

Als één of meer van de volgende bevindingen van toepassing zijn, moet volgens de Ottawa Ankle Rules een röntgenfoto gemaakt worden:
- De patiënt kan direct na het trauma *en* in de onderzoekskamer de enkel niet belasten door het maken van vier stappen.
  - Dus: als de patiënt mankend *meer* dan vier passen kan zetten, hoeft er vanwege *deze* regel geen röntgenfoto gemaakt te worden.
- Er is drukpijn aan de achterzijde van de laterale malleolus (onderste 6 cm).
- Er is drukpijn aan de achterzijde van de mediale malleolus (onderste 6 cm).
- Er is drukpijn op de basis van het os metatarsale V.
- Er is drukpijn op het os naviculare.

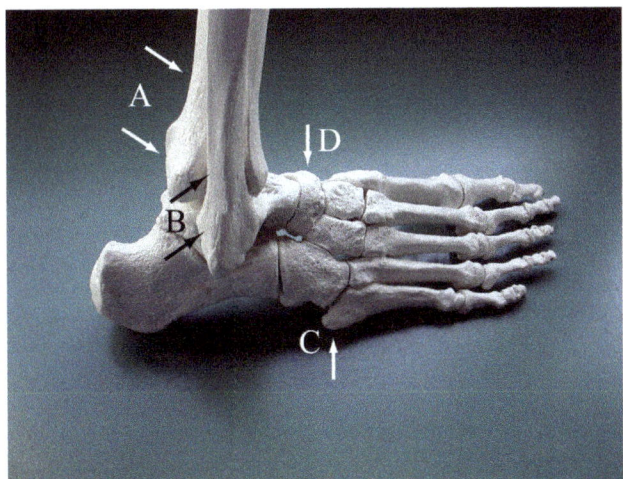

Als een van de door pijlen aangegeven lokalisaties drukpijnlijk is, moet volgens de 'Ottawa Ankle Rules' een röntgenfoto worden gemaakt omdat er kans bestaat op een fractuur.
A: de achterzijde van de mediale malleolus (onderste 6 cm).
B: de achterzijde van de laterale malleolus (onderste 6 cm).
C: de basis van het os metatarsale V.
D: het os naviculare.

Bijlage VI

Excentrische spierversterking van de kuitspieren

Dit oefenprogramma wordt toegepast bij chronische mid-portion achillespeestendinose.

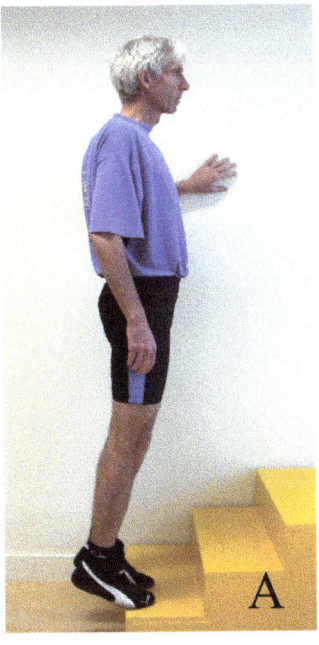 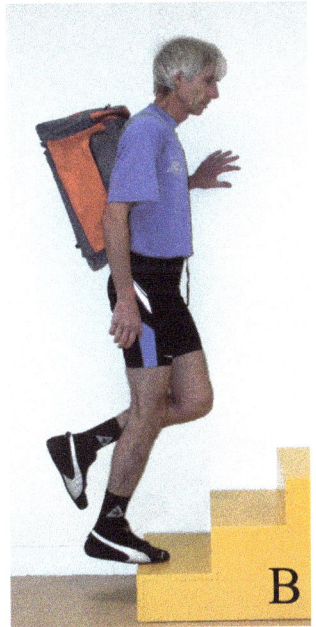

Uitgangshouding: Men staat met de voorvoeten op een verhoging, bijvoorbeeld een traptrede (A).

Door de hand tegen de muur te plaatsen is het gemakkelijker om het evenwicht te bewaren.

Men kan de oefening verzwaren door een gewicht in de hand te houden of door gebruik te maken van een rugzak. De persoon op de foto maakt gebruik van een sporttas (B).

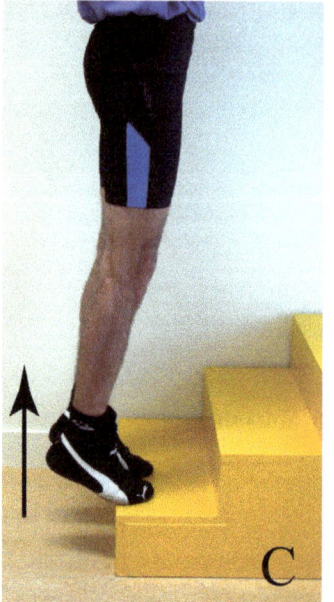
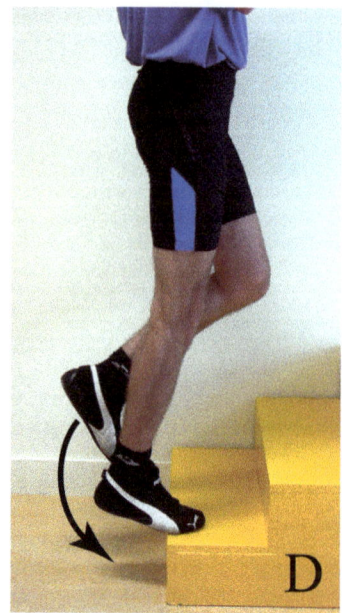
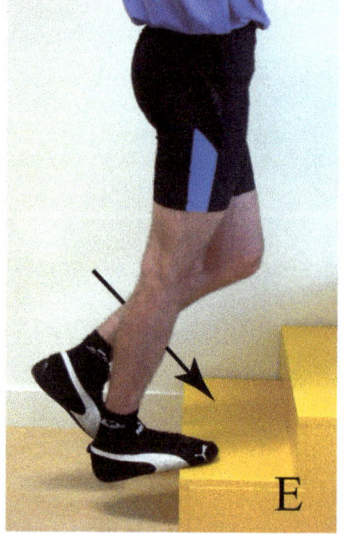

Uitvoering:

C: Men gaat op de tenen staan.

D: Het niet-aangedane been wordt opgetild en vervolgens beweegt men de hiel van het aangedane been omlaag.

E: Het niet-aangedane been wordt teruggeplaatst; beide voorvoeten staan vervolgens weer op de traptrede (A).

F, G en H: Dezelfde oefening wordt uitgevoerd met een gebogen been.

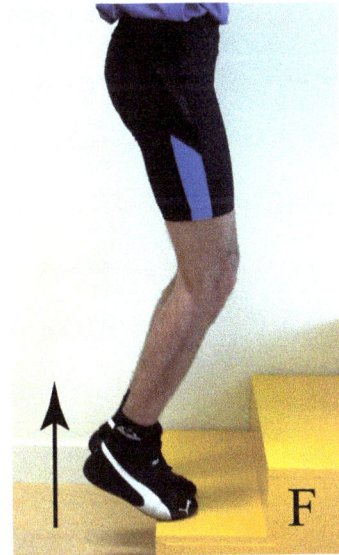
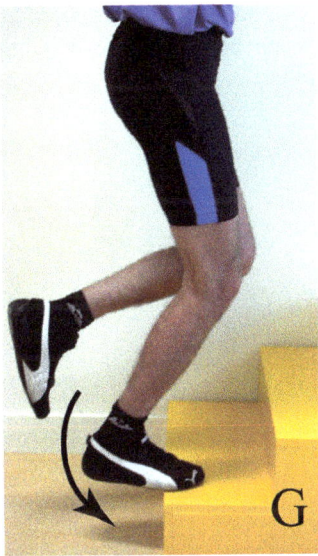

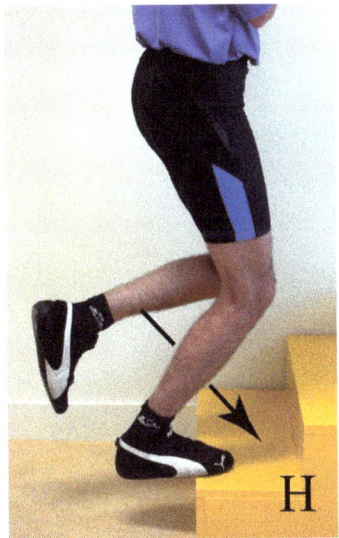

Frequentie: tweemaal daags:
- benen gestrekt: 3 series van 15 herhalingen;
- benen gebogen: 3 series van 15 herhalingen.

Eén tot enkele minuten pauze tussen de series.

Het volledige oefenprogramma duurt drie maanden. Wanneer de training gemakkelijk en zonder pijn kan worden uitgevoerd wordt deze verzwaard, bijvoorbeeld door het dragen van een rugzak (B).

In geval van een *insertietendopathie* voert men dezelfde oefeningen uit met de voeten op de vlakke ondergrond (dus *zonder* gebruikmaking van een traptrede).

Bijlage VII

Dermatomen en innervatie

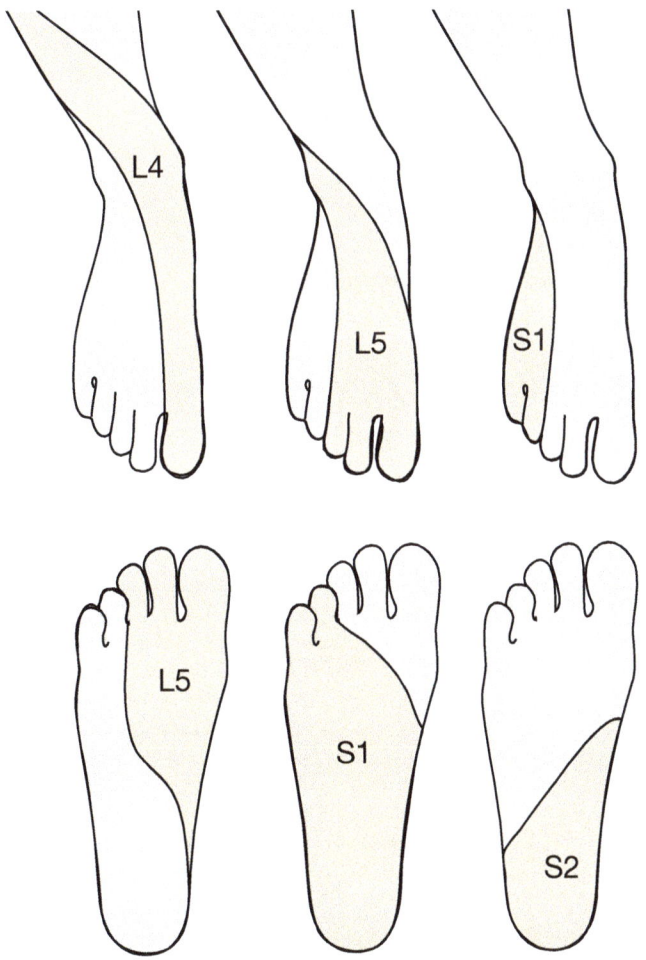

De dermatomen van de voet. Let op de mate van overlapping met aangrenzende dermatomen.

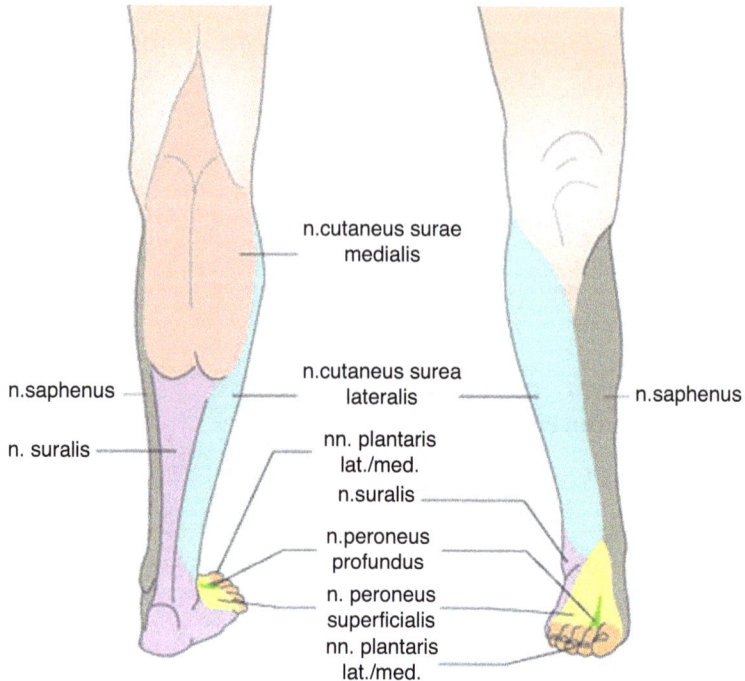

Innervatie van de huid in het onderbeen en de voet.

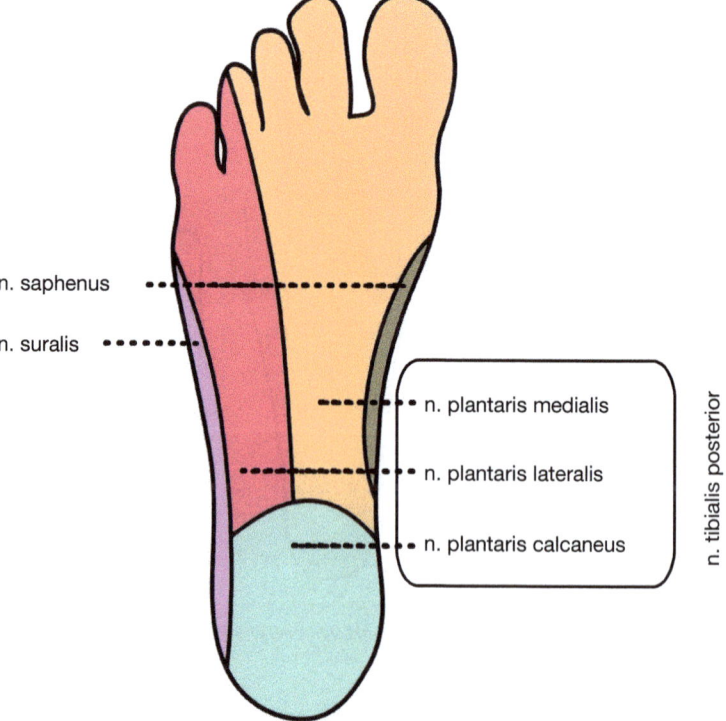

Innervatie van de huid van de plantaire zijde van de voet.

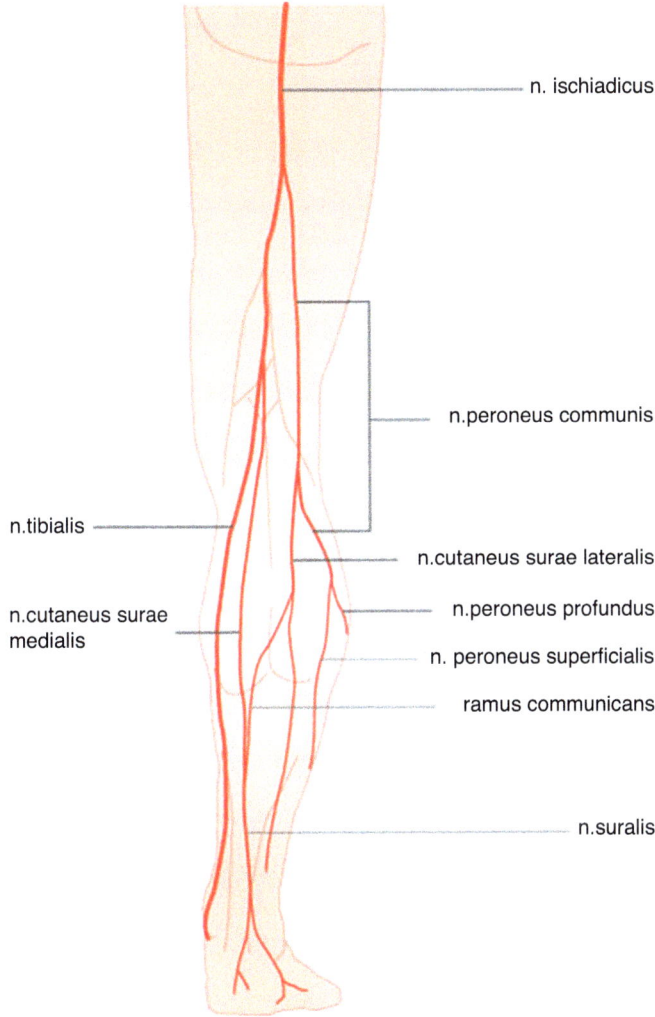

Het verloop van de zenuwen van het been; achteraanzicht.

Verwijzingen naar eerder verschenen
Orthopedische Casuïstiek

Soms wordt in het boek verwezen naar reeds eerder verschenen patiëntencasuïstiek. Deze casuïstiek staat in de online vakbibliotheek van Bohn Stafleu van Loghum en is via internet te raadplegen door abonnees van *Orthopedische Casuïstiek*.

Nadere informatie hierover is te vinden op de website van:

– de uitgever: www.bsl.nl
– de redactie van *Orthopedische Casuïstiek*: www.orthopedischecasuistiek.nl

Register

A

accessoir tarsaal scafoïd	111
achillespees	21, 41
–, ruptuur van -	23
–, tendinitis	23
achillespeesruptuur	27
achillespeestendinose	42, 45
achillespeesverlenging	18
apofysitiden	62
apofysitis calcanei	57
aponeurose	77
aponeurosis plantaris	10, 77
articulatio calcaneocuboidea	6
articulatio subtalaris	5
articulatio talocruralis	4, 139
articulatio talonaviculare	5
articulationes tarsometatarseae	6
artritis, traumatische	124
artrose	120
avasculaire botnecrose	57
avasculaire necrose	5
avulsiefractuur	118

B

bipartite mediaal os sesamoideum	125
bipartite os sesamoideum	130, 131
bipartite sesamoïd	128
botcyste	65
botnecrose, avasculaire	57
botspalkjes	80
bursitis subcutanea calcanea	86

C

calcaneodynie	64, 68
calcaneus	5
calor	29
capsulaire patronen	139
carpaletunnelsyndroom	95
clubfoot	17
collageen I	46
collageen III	46
contusie, van hielkussen	64
corticosteroïden	29
corticosteroïdinjectie	48, 72, 83, 105

D

decline-squattest	57
dermatomen	149
diastase	115
dolor	29

E

enkeldistorsie	110
enkelgewricht	4
enkelvork	4, 5
entrapmentneuropathie	95
epifysitiden	62
epifysitis	57
eversie	4
excentrische krachttraining	48
exostose	86
extracorporeal-shockwavetherapie	72

F

fascia plantaris	72, 74, 77
fascie	77
fasciitis	72
fasciitis plantaris	15, 65, 72, 103
fasciosis	72
fasciosis plantaris	65, 72, 77

fibroblast	46
fibrose	104
flexibele platvoet	9
fluoroquinolonen	29
fracturen	18
fractuur	143
–, van mediale os sesamoideum	125
Freiberg, ziekte van -	7

G
ganglion	99
gap	29
glutamaat	46
grondsubstantie	46

H
habituele tenenlopers	18
haglund-exostose	86, 88
hallux valgus	17, 130
hamerteen	17
hamstrings	61
heel pad	68
heupdysplasie	17
hielcup	64
hielkussen, contusie	64
hielpijn	63, 85
hielspoor	78, 81
–, plantair	77
holvoet	13, 16

I
inflammatoire verschijnselen	29
innervatie	149
insertietendopathie	49, 65, 148
inversie	4
inversietrauma	110, 115
inversie-varustrauma	115

J
joggers voet	98

K
klauwteen	17
klauwtenen	15
klompvoet	17
kloptest	93, 102
knikplatvoet	100
Köhler I	
–, ziekte van -	130
–, ziekte van -	58
Köhler II, ziekte van -	7, 57, 130
kraakbeenletsel	118
krachttraining, excentrische	48

L
langeafstandloopster	85
laterale os sesamoideum	127
lengtegewelf	10
ligamentaire laxiteit	9
ligamentum bifurcatum	117
ligamentum calcaneocuboideum	117
ligamentum calcaneofibulare	7, 115, 117
ligamentum calcaneonaviculare	117
ligamentum cuboideum metatarsale V	117
ligamentum deltoideum	7
ligamentum talofibulare anterius	7, 110, 117, 136
ligamentum talofibulare posterius	7
ligamentum tibionaviculare	136
ligamentum tibiotalare anterius	136
lipoom	99
loose body	119
lupus erythematodes disseminatus	29

M
m. abductor hallucis	127
m. adductor hallucis	127
m. extensor hallucis longus	118
m. flexor digitorum	30
m. flexor hallucis brevis	127
m. flexor hallucis longus	103, 127
m. peroneus brevis	15
m. peroneus longus	12, 15
m. tibialis posterior	12, 30
mallet-teen	17
marfan-syndroom	9
mediale os sesamoideum	127
–, fractuur	125
mediale sesamoïd	128
metatarsofalangeale I gewricht	124
mid-portion achillespeestendinose	42
mid-portion tendopathie	47
mm. extensor digitorum longus	118
mm. peronei	30
musculus flexor digitorum longus	96
musculus flexor hallucis longus	96
musculus tibialis posterior	96

N

n. calcaneus medialis	97
n. plantaris calcaneus	150
n. plantaris lateralis	97, 150
n. plantaris medialis	97, 150
n. saphenus	150
n. suralis	150
n. suralisbeschadiging	35
n. suralis-denervatie	34
n. tibialis posterior	95, 105, 150
navicular-drop-test	10, 11
nervus tibialis posterior	96
neurinoom	99
non-union	5
NSAID's	83, 105

O

orthese	105
os metatarsale	58
os metatarsale I	7
os naviculare	5, 6, 57, 109
–, necrose	58
os naviculare cornutum	111
os naviculare secundarium	111
os naviculare tibiale	111
os sesamoideum	127
–, bipartite	130, 131
–, bipartite mediaal	125
–, laterale	127
–, mediale	127
os tibiale externum	111, 112
Osgood-Schlatter, ziekte van -	130
ossa cuneiformes	6
ossa metatarsalia	57
ossa sesamoidea	15
ossificatiecentra	141
Ottawa Ankle Rules	19, 143
overlappende tenen	17

P

pars tibiocalcanea	7
pars tibionavicularis	7
pars tibiotalaris anterior	7
pars tibiotalaris posterior	7
peesplaat	77
percutane reparatie	37
peroneuspees	118
Perthes, ziekte van -	130
pes cavus	13, 85, 100
pes equinovarus adductus	17
pes planovalgus	100
plantair hielspoor	77
platvoet	8
–, flexibele	9
–, rigide	10, 13
–, soepele	8
polymyalgia rheumatica	21
prednison	21
prednisongebruik	28
prevalentie	111
processus medialis tuberis calcanei	77
pronatie	4

Q

quinolonen	29

R

retinaculum flexorum	92, 96, 106
reumatoïde artritis	13, 29
rigide platvoet	10, 13
röntgenfoto	143
rubor	29
ruptuur, van achillespees	23

S

scleroserende injecties	48
septa	106
sesamoïd	
–, bipartite	128
–, mediale	128
–, unipartite	132
sesamoïditis	127
Sever, ziekte van -	57, 65, 130
Simmonds	
–, handgreep van -	31
–, proef van -	30
–, test van -	22
Sinding-Larsen en Johansson, ziekte van -	58
soepele platvoet	8
spalken	72
spataderen	99
spierreuma	21
squeezetest	118
steunzool	12
straight leg raise	93
straight leg raise test tibialis	103

stressfracturen	15, 19, 130
supinatie	4
supinatietrauma	115
syndesmose	115
syndesmoseletsel	115

T

talonaviculare	5
talus	5
talusfacet	118
talusrol	119
tapeconstructie	120
tarsale coalitie	13, 14
tarsale tunnel	92, 96
tarsale vergroeiing	13
tarsaletunnelrelease	106
tarsaletunnelsyndroom	15, 93, 95
teken van Tinel	93, 102
tendinitis, van achillespees	23
tendinose	45
–, van achillespees	53
tendopathie	
–, mid-portion	47
–, stadia	42
tenen	17
tenenlopers	18
tenocyt	46
tenosynovitis	93, 104
TFMTA-hoek	11
Thompson	
–, handgreep van -	31
–, test van -	30
tibialis posterior	96
Tinel, teken van -	93, 102
trabeculae	80
tractus iliotibialis frictiesyndroom	15
traumatische artritis	124
tromboflebitis	99
tuber calcanei	53
tuberositas ossis navicularis	10, 111
tuberositas tibiae	57
tumor	29

U

unipartite sesamoïd	132

V

valleix-fenomeen	101
varices	99
vena tibialis posterior	96
vetkussen	68
voetboog	13
voetgewelf	10

W

windlass-mechanisme	10

Z

zenuwgeleidingsonderzoek	104
ziekte van Freiberg	7
ziekte van Köhler I	58, 130
ziekte van Köhler II	7, 57, 130
ziekte van Osgood-Schlatter	130
ziekte van Perthes	130
ziekte van Sever	57, 65, 130
ziekte van Sinding-Larsen en Johansson	58
zweepslag	91

GPSR Compliance

The European Union's (EU) General Product Safety Regulation (GPSR) is a set of rules that requires consumer products to be safe and our obligations to ensure this.

If you have any concerns about our products, you can contact us on

ProductSafety@springernature.com

In case Publisher is established outside the EU, the EU authorized representative is:

Springer Nature Customer Service Center GmbH
Europaplatz 3
69115 Heidelberg, Germany

www.ingramcontent.com/pod-product-compliance
Ingram Content Group UK Ltd.
Pitfield, Milton Keynes, MK11 3LW, UK
UKHW051238180426

11947UKWH00013B/838